緊急度を見抜く！

バイタルサインからの臨床推論

放送大学大学院教授 生活健康科学プログラム

山内豊明

医学書院

山内豊明（やまうち とよあき）

放送大学大学院教授 生活健康科学プログラム
名古屋大学名誉教授

1985年，新潟大学医学部医学科卒業。1991年，同大学院博士課程修了，医学博士。
内科医・神経内科医として通算8年間の臨床経験の後，カリフォルニア大学医学部勤務。
「暮らしている人をみる」看護の視点を学ぶべきとの思いから，ニューヨーク州ペース大
学看護学部へ（1996年卒）。米国・登録看護師免許取得。1997年，同大学院看護学修士課
程修了。米国・診療看護師（ナース・プラクティショナー）免許取得。
1998年，オハイオ州ケース・ウェスタン・リザーブ大学看護学部大学院博士課程修了，
看護学博士。同年に帰国し，1999年，看護師，保健師免許取得。2002年より名古屋大学
大学院医学系研究科 基礎・臨床看護学講座教授。2018年4月より放送大学大学院教授。
主な著書に『フィジカルアセスメントガイドブック 第2版』『フィジカルアセスメントワー
クブック』『呼吸音聴診ガイドブック』（医学書院），『訪問看護アセスメント・プロトコル
改訂版』（監修，中央法規出版），翻訳書に『ベイツ診察法 第3版』『ベイツ診察法ポケッ
トガイド 第4版』（日本語版監修，メディカル・サイエンス・インターナショナル）など。

緊急度を見抜く！ バイタルサインからの臨床推論

発　行　2023年6月1日　第1版第1刷©
　　　　2024年3月1日　第1版第2刷

著　者　山内豊明

発行者　株式会社　医学書院
　　　　代表取締役　金原　俊
　　　　〒113-8719　東京都文京区本郷1-28-23
　　　　電話　03-3817-5600（社内案内）

印刷・製本　アイワード

本書の複製権・翻訳権・上映権・譲渡権・貸与権・公衆送信権（送信可能化権
を含む）は株式会社医学書院が保有します．

ISBN978-4-260-05032-6

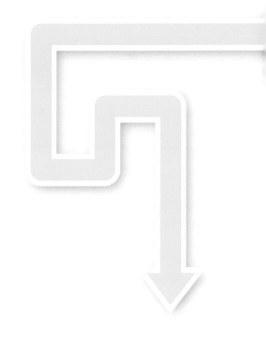

「臨床推論」とは何か

　本書のテーマである「臨床推論」とは，今患者さんに何が起こっているのかを整理し，自分たちがすべきことの方針を立てるための思考過程です。

　医師の場合は，薬を処方したり手術をしたりするために，どのように情報を整理するかという視点から，主に根治療法につながる医療処置に向けた思考過程をたどります。

　一方看護師は，まずは患者さんの症状や徴候から緊急性に気づき，患者さんの今の苦痛を減らすための対症療法に結び付けるための思考過程が，日々頭の中で行われる臨床推論になるでしょう。

「対症療法」よりも「根治療法」は上？

　対症療法というと，根治療法がかなわない際のセカンドチョイスという印象があるかもしれません。薬や手術による根治療法が「あるべき手段」であり，対症療法は「致し方ない場合の代替手段」のようなイメージがないでしょうか。

　でも医療は根治療法だけをすればよい，というわけではありません。極端な話，がんを取ればいいからと臓器を片端から切除してお腹の中が空になってしまったら，意味がありません。時には対症療法のほうが，患者さんにとってメリットがあることもあります。とりあえず目の前の患者さんの，痛みや苦しい状態をなんとかしてほしいという思いに応えることは医療の大きな役割です。苦しい状態を理解してまず対処すること，痛むところに手を当ててそばに寄りそうことが，患者さんにとっては大切になる場合もあるのです。

　16世紀のフランスを代表する外科医であるアンブロワーズ・パレは「私（医師）は治しているのではなく，自分で治ろうとしているものに対して邪魔するものを取り除いているだけ」と述べています。これはナイチンゲールのいう「患者の生命力の消耗を最小にするように環境を整える」と通じる考え方であり，要は，医療ケアの本質は自然治癒力を最大限に活かすように状況を整える，ということです。

　医療の根本にあるのは，今のつらさや問題を緩和し，患者さんの治す力を引き出す

こと。そう考えると，医師だから，看護師だからという発想はなくなります。本書では，広く「患者さんをアセスメントするための思考過程」として，臨床推論を捉えていきたいと考えています。

「臨床推論」をバイタルサインという観点から整理する

　臨床推論には，思考や判断のための様々な方法論，考え方のモデルが提案されています。網羅的判断の手順や仮説演繹法などの考え方については，本や授業を通して聞いたことがあるでしょう。本書では，それらについては最後のChapterで触れるだけにとどめ，的確で確実な臨床推論が最も求められる場面，つまり患者さんの急変や緊急度を見きわめ，必要な対応に結びつけるためのフィジカルアセスメントを中心に解説を進めていきます。

　患者さんの急変や緊急度を見きわめるためには，解剖生理や疾患についての知識も欠かせません。その中でもまずは，人間が生きている仕組みについての理解です。それを本書では，生命維持に欠かせないバイタルサインという観点で整理しています。

　読み進めていくうちに，「患者さんを観察して，自分の知識や経験に照らし合わせて，判断して対処に結びつける」という一連の過程こそが臨床推論であること，そして「臨床推論」は突然新しく生まれた考え方ではなく，私たちがこれまで行ってきた「アセスメント」とほぼ同じものである，ということが理解できると思います。

　本書では，これまで各個人に限らず医療者みんなで築き上げ伝承してきた経験知をできるだけ形式知として可視化（見える化）することを目指しました。そうすることで各自の経験知を手堅く共有・シェアすることが可能となり，一個人で築き上げることができる経験知をはるかに凌ぐ量と質の知識を，読者のみなさん一人ひとりが我が物にできることでしょう。

　本書が読者のみなさんへのお手伝いを通して，患者さんへのケアに貢献できることになりましたら，この上もなく嬉しく思います。

2023年4月

山内豊明

目次

ブックデザイン◉遠藤陽一（デザインワークショップジン）
イラスト◉櫻井ゆきのり

Chapter 1

基本は生命を維持すること

何はなくとも
まずはバイタル！

急変対応のカギは，
酸素供給を守ること

あってはならないけれど，それに対する備えがないと困るのが「急変」。急変への対応は，患者さんの生命を守るために身につけなければならない必須のスキルです。そのスキルの根底にあるのは，生命維持に欠かせないものを優先して守るという視点です。まずはそこから考えていきましょう。

◉生命体である条件は「自他の区別がある」「エネルギー消費を続ける」こと

「急変」とは，読んで字のごとく「急な」変化です。「急な」がどの範囲を示すかを一義的に決めるのは難しいものですが，大きく捉えると「保たれているべき生命維持が危うくなり，気づいて対応しなければ生命に関わる状態」と考えられます。

生命維持が危うくなるというのは，生命体であるための要件が揺らぐことです。

生命体である要件にはいくつかありますが，次の2点が特に不可欠です。

• 自他の区別がある
• エネルギー消費を続ける

これだけを見ても，ピンとこないかもしれませんね。生命体は，内外の周辺環境が変化してもできる限り同じ状態を維持する（＝恒常性の維持，ホメオスタシス）ために様々な活動が不可欠で，その活動のためにはエネルギー消費が止められません。

エネルギー消費がされなくなったら，生命体はすべての活動を停止し，やがて身体は内部環境を維持できなくなり，腐敗していきます。エネルギー消費がされなくなった時が，生命体の死なのです。

◉自他の区別を維持するために，生命体はエネルギー消費を続ける

生命体には「ここまでは自分の中の世界（内部環境）」「ここからは外の世界（外部環境）」という明確な自他の区別があります。物理的にその区別をしているのが皮膚や粘膜です。ですから，口腔ケアや褥瘡を防ぐケアは，生命体を守るための本質的なケアといえます。

生命体はわざわざエネルギーを使って，内側と外側で違った環境を維持しています。例えば，細胞は細胞膜によって細胞外と細胞内に分かれていますが，細胞内のナトリウムを外に追い出し，細胞外のカリウムを取り込むことで，内と外の環境を区別しています。内と外の異なる環境を維持するために，生命体は常にエネルギーを消費し続けなければならないのです。つまり生命維持とは，エネルギーを消費し続けることといえます。

⊙ エネルギー消費を続けるためには，栄養，体温，酸素が欠かせない

エネルギー消費を続けるためには，エネルギー源を確保し，それをエネルギーに変換することが欠かせません。エネルギーを確保するために，私たちは栄養を摂取します。そして栄養をエネルギーに変換するためには，体温を保ち酸素の供給を維持する必要があります。

栄養，体温，酸素，これらはどれも生命維持に欠かせないものです。「急変」はこのいずれかが危うくなった時，ということができるでしょう。

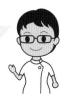

エネルギー消費を続けるために

- エネルギーを確保する　栄養の摂取
- エネルギーに変換する
  エネルギー変換に必要な環境　体温の維持
  エネルギー変換時に必要なもの　酸素の供給

⊙ 不足した時，最も時間的な余裕がないのは酸素の供給

エネルギーを消費し続けるために欠かせないものとして，栄養，体温，酸素が挙げられますが，この中にも少し時間的な余裕があるものと，余裕がまったくないもの，つまりリアルタイムで供給が必要なものがあります。

まず，栄養は蓄えることができます。1日ご飯を食べなくてもすぐに生命に関わるということはありません。

熱（体温）はどうでしょうか。私たちはいざとなったら身体をぶるぶるっと震わせて，熱を発生させることができます。これはシバリングと呼ばれる生理現象で，筋肉を震わせて熱を作っているのです。

最後に酸素です。酸素は溜め込んでおくことができず，もちろん体内で発生させることもできません。そして数分でも供給が滞れば，身体に不可逆的なダメージが及びます。

酸素の供給に関わる呼吸や循環については，栄養や体温よりも優先して確認しなければならないということです。

時間的許容度

- 蓄えが可能なもの　栄養
- 自給することが可能なもの　熱
- 常に供給が必要なもの　酸素

「酸素の供給ができているか」を どうみるか

急変時はもちろん，患者さんの変化に気がつくために優先して行われなければなら ないのは，必要な量の酸素の供給がなされているかをみる呼吸・循環のフィジカル アセスメントです。酸素の供給をめぐる呼吸と循環の密接なつながりについて，簡単におさ らいしておきましょう。

◉ 酸素の供給は分業体制で行われている

　成人の身体は約60兆個の細胞で構成されているといわれています。その細胞1つ ひとつが酸素を必要としています。でも人間の体表面積は，せいぜい畳1枚分 (約1.7 平方メートル) 程度しかありませんから，細胞すべてが自身で直接酸素を取り入れる ことは不可能です。

　細胞それぞれによる酸素の自給自足が不可能なため，身体は分業体制をとっていま す。みんなの分の酸素を仕入れるのが呼吸器系の仕事，そして酸素を届けるインフラ が循環器系，そして実際に酸素を担いで運ぶのが血液中のヘモグロビンです。

　これらが1つでも欠けると，必要な酸素が身体の隅々にまで行き渡りません。そう なると，患者さんの口をついて出る言葉は「息苦しい」ということになります。

酸素を手に入れるための分業体制

- 仕入れ　呼吸器系
- 運搬　循環器系
- 運搬道具 (担ぎ手)　ヘモグロビン

◉「息苦しい」原因は呼吸器か，循環器か，血液か？

　患者さんから「息苦しい」という訴えが聞かれた時，あるいは患者さんの呼吸が苦 しそうな時，その原因が上述した3つのどれなのかはわかりません。

　呼吸器系に問題があり必要な酸素を取り込めず「息が苦しい」のか，心不全の時の ように使われる酸素に比べて供給される酸素が少ない「心臓，弱苦しい」のか，貧血 のように酸素の担ぎ手が足りずに「血，薄苦しい」なのか，感覚として区別はつきま せん。

　とにかく「息苦しい」という状態は，危険な急変のサインであり，一番待てない， 最も優先すべき状況であるということです。

どこからが「急変」？
判断のポイントはやはり呼吸・循環

どこからが早急な対応を必要とする「急変」とされるのでしょうか。統一された基準はありませんが，「大よそこれくらい」という基準は多くの病院で便宜的に決められています。どの基準にも共通するポイントは，呼吸・循環と意識レベルです。

◉Rapid Response Systemのコール基準

急変を判断する基準は，Rapid Response Systemのコール基準などと呼ばれています。病院や学会によって詳細は異なりますが，呼吸・循環と意識レベルを中心にしている点については共通しています。代表的な基準を2つ，見てみましょう。

Rapid Response Systemのコール基準1[1]

- 呼吸促迫，上気道狭窄
- 呼吸数30回/分より多い，または6回/分未満
- 酸素投与下でSpO_2 90%未満，会話困難
- 治療によっても収縮期血圧90mmHg未満
- 脈拍数130回/分より多い
- 説明できない意識低下
- せん妄，痙攣重積
- その他（患者がなんとなく変，対応困難な疼痛，治療が無効など）

〔Buist MD, et al., 2002〕

細かな数値が異なるものもありますが，呼吸数，脈拍数，SpO_2などみるべきポイントは同じです。これらは海外の基準ですが，同じ人間の身体のことですから，もちろん日本でも変わりません。

Rapid Response Systemのコール基準2[2,3]

- 患者がなんとなく変
- 急激な脈拍数の変化（130回/分より多い，40回/分未満）
- 急激な血圧の低下（収縮期血圧90mmHg未満）
- 急激な呼吸数の変化（30回/分より多い，8回/分未満）
- 急激な酸素化の悪化（酸素投与下でSpO_2 90%未満）
- 急激な意識低下
- 急激な乏尿（4時間で50mL未満）

〔Bellomo R, et al., 2003, 2004〕

急激な乏尿が
「急変」のサインである理由

前述のRapid Response Systemのコール基準にも挙げられている「急激な乏尿」に注目してみましょう。一見，これは呼吸・循環には含まれないと思われるかもしれません。でも実は，これも循環動態をみているのです。

◉ 尿量をみる理由を考える

私たちが日常臨床で尿量をみる時，目的は2つあります。

1つは水分出納です。水分をまったくとらなかったとしても，人間は尿を排泄しないわけにはいきません。尿に溶かし込んで排泄する老廃物を身体の外に出さなければならないからです。そのためには，成人では最低でも1日400mLの尿を生成する必要があり，できれば500〜2,000mL程度は尿を排泄することが望ましいとされています。でも尿として水分を失うだけでは，身体は干からびてしまいます。「排泄に見合った水分量が入っているか」をみるのが水分出納のアセスメントです。

成人の場合は，体内の水分量を溜める「池」が大きいので，多少ビールを飲みすぎて水位が上がっても，運動をして汗をかいて水位が下がっても，すぐには大きな問題になりません。大よその目安として，一時的に水分量が減っても，だいたい24時間で水分量が持ち直せばよいと考えておけばよいでしょう。

しかし，高齢者と乳幼児の場合は少々注意が必要です。高齢者はそもそも体内の水分量が少ないために池の水位が低いようなものですし，乳幼児は池が小さいようなものだからです。高齢者と乳幼児の場合は，少し水分が不足しただけで池の底が見えてしまいますから，水分出納にはある程度気をつけておく必要があるのです。

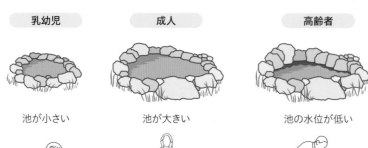

乳幼児	成人	高齢者
池が小さい	池が大きい	池の水位が低い

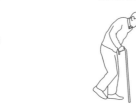

高齢になると，水やお茶をたくさん飲むのも一苦労です。でも老廃物を外に出すためには，ある程度の尿量を確保しなければならないため，なんとか工夫して水分をとってもらう必要があります。

◉ 短時間で尿量をチェックする目的は，量ではなく循環動態をみること

　尿量をみるもう1つの目的が，腎血流量が確保されているかという循環動態を見張ることです。この場合は，1時間ごと，場合によっては30分ごとに尿量を記録します。

　腎臓は血液の中の不要なものを濾し分ける「ざる」のようなものです。ざるがきちんと働いていれば，つまり腎臓がきちんと機能していれば，尿はたんたんと生成されているはずです。腎臓から尿が生成されてこない場合，いくつかの可能性が考えられます。

　まず，腎臓にまで血流が回っていない＝ざるにそもそも水が届いていない場合。これは腎臓の手前に原因がある腎前性の腎不全です。

　腎臓の機能そのものに問題がある＝ざるの目が詰まっている場合は，腎性の腎不全です。

　そして，腎臓の機能は働いていても，その先が満杯になっている＝ざるから水が切れない場合は，腎臓より先に問題がある，腎後性の腎不全です。例えば尿閉などで尿が膀胱にパンパンに溜まっている場合，先がいっぱいなので尿はその先に行きようがありません。

急性腎不全の分類

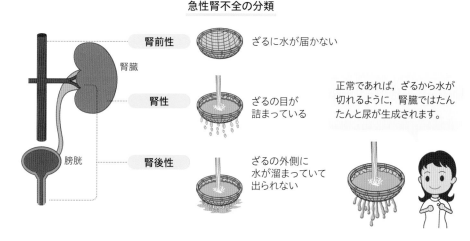

腎前性　ざるに水が届かない

腎臓

腎性　ざるの目が詰まっている

正常であれば，ざるから水が切れるように，腎臓ではたんたんと尿が生成されます。

膀胱

腎後性　ざるの外側に水が溜まっていて出られない

◉ 急激な乏尿の原因のほとんどは腎前性の腎不全

　急激な乏尿により尿量を短時間でみていく時は，膀胱内カテーテルを留置するか，導尿をします。カテーテルによって膀胱から先の排泄路は確保されているわけですから，それでも尿が生成されてこなければ，腎後性の腎不全の可能性は除外されます。

　また，腎臓そのものに問題がある腎性の腎不全の場合はじわじわと症状が出てくるため，急に尿が出なくなるということはありません。

　そうなると，急激に尿が出なくなる場合，ほとんどが腎前性の腎不全です。腎臓は，自らの血流が下がったら，レニンという物質を出して血圧を上げるという裏技を持っています。それでも尿が生成されないということは，相当腎血流量が悪いということです。つまり，循環動態がかなり危機的な状況にあると考えるべきです。

酸素化の総合的指標，チアノーゼの有無とSpO₂の値が示すもの

ここまで，急変を見抜くカギは呼吸・循環にあることを説明してきました。ここで，身体に必要な酸素が届いているかどうかを示す指標である「チアノーゼの有無」と「SpO₂の値」について押さえておきましょう。どちらもよく知られている指標ですが，それらが示すものを正しく理解しているでしょうか。

◉中心性チアノーゼは急変のサイン

　チアノーゼとは，身体の末梢まで必要な量の酸素が届かなくなったために，手足の指先や唇が紫色に変化した状態のことです。チアノーゼは大きく2種類に分けられます。寒さなどによる末梢の循環不全のために，消費される酸素の量に供給が追い付かずに指先や唇が紫色になる末梢性チアノーゼと，呼吸器系や循環器系の不調による中心性（中枢性）チアノーゼです。中心性チアノーゼは身体に必要な酸素が取り込まれていないというサインであり，早急な対応が必要です。

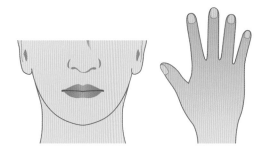

中心性チアノーゼの実際の写真は，なかなか撮れません。チアノーゼがあったらすぐに対応する必要があり，写真を撮るどころではないからです。

◉「チアノーゼがないから安心」？

　ここで注意しなければならないのは「チアノーゼがあったら緊急事態！」と考えるあまり，その勢いで「チアノーゼがなければ安心」と捉えてしまうことです。

　チアノーゼは「酸素が足りない」ことをダイレクトに表すものではありません。チアノーゼの紫色は，酸素を付けていないヘモグロビン（脱酸素化ヘモグロビン）が血液中に5g/dL以上ある場合に現れます。ですから，もともと貧血でヘモグロビンの量が少なく脱酸素化ヘモグロビンの絶対量が5g/dLまで届かない場合，チアノーゼは現れません。貧血の患者さんが心不全などを起こした場合，貧血による青白さはあってもチアノーゼは出ないのです。

　チアノーゼは通常の状態では絶対に出ませんから，間違いなく「チアノーゼがあったら緊急事態！」です。でも，チアノーゼは身体が危険な状態でも出ないことがあります。チアノーゼがないのは必ずしも安心できる所見ではない，ということです。

◉ 貧血が進めば進むほど，チアノーゼが出る条件は厳しくなる

　貧血がある人にチアノーゼが見られない理由を，数値で詳しく見ていきましょう。

　正常の場合，ヘモグロビン（Hb）濃度は15g/dL程度です。チアノーゼが認められるためには絶対量として１dL中５g以上が脱酸素化ヘモグロビンである必要があるので，１dL中の15gのヘモグロビンのうちの酸素化ヘモグロビン（酸素と結び付いたヘモグロビン）は15g から５gを引いた10g未満ということになります。これを比率である酸素飽和度（SpO_2）に換算すると，$SpO_2$67%未満の場合にチアノーゼが認められることになります。

　貧血がある場合はどうでしょうか。貧血でヘモグロビン濃度が10g/dLとすると，脱酸素化ヘモグロビンが１dL中５g以上ということは酸素化ヘモグロビンは10g から５gを引いた５g未満ということとなり，SpO_2が50%を切ってはじめてチアノーゼが現れてくることになります。このように，貧血が進めば進むほど，チアノーゼが出る条件は厳しくなります。

　それでは，脱水などで血液が濃くなれば特に不調がなくてもチアノーゼが出てくるかというと，そのようなことは絶対にありません。どんなに血液が濃くなっても，ヘモグロビン濃度はせいぜい20g/dL程度までです。チアノーゼが見られる条件は脱酸素化ヘモグロビンが１dL中５g以上ですから，この場合は酸素化ヘモグロビンは20gから５g を引いた15g未満であり，20g中15g未満を比率で換算するとSpO_2が75%を下回らない限りチアノーゼは見られません。

チアノーゼが現れる時の酸素飽和度（SpO_2）

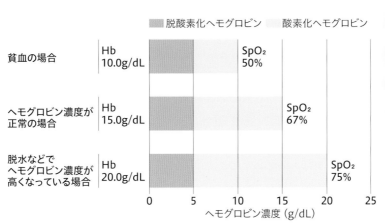

どんなにヘモグロビン濃度が高くても，チアノーゼが現れるのはSpO_2が75%を切ったあたりから。チアノーゼは何でもない時には決して出てこないのです。

◉肺を出た直後のSpO₂は100%，心臓に戻る時には75%程度

　SpO₂が75%，これはどのような状態でしょうか？ 人の身体の中を流れる血液のSpO₂は，肺を出た直後はほぼ100%です。身体の末梢には98%くらいで届きます。そして全身で酸素が使われて，へろへろになって心臓に戻ってきた時にようやく75%くらいです。

　呼吸器で順調に酸素を取り入れて，循環器がもたもたせずに酸素を取り込んだ血液を全身にめぐらせていたら，体表から確認できる部位の血管のSpO₂が75%を下回るなどということはまずありません。

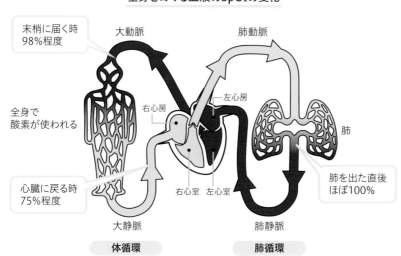

全身をめぐる血液のSpO₂の変化

◉チアノーゼに左右差があったら，血管系のトラブルを考える

　この項の冒頭で説明した末梢性チアノーゼについても簡単に触れておきましょう。片側の足にだけチアノーゼが見られたら，それは間違いなく末梢性のチアノーゼです。もし呼吸器で酸素の取り込みが悪いことによる中心性チアノーゼであれば，片側だけチアノーゼが出るということはないからです。

　人間の身体の所見でこのように左右差がある場合は，全身疾患ではなく血管の障害など外科系の問題と考えてほぼ間違いありません。

　チアノーゼに限らず，人間の身体所見の左右差はフィジカルアセスメントにおいて非常に大切な視点です。例えば，血圧がほかの人との比較ではなく，その人の右腕と左腕で数値が大きく異なっていたら，大血管のトラブルなどのサインと考えられます（➡p.60）。

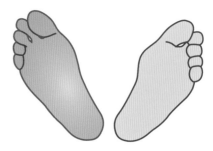

◉SpO₂が示すのは酸素化ヘモグロビンの「割合」

もう1つの酸素化の指標，酸素飽和度（SpO₂）について詳しく見ていきましょう。SpO₂を測定するパルスオキシメーターは，臨床でもすっかり見慣れたものになりました。今や血圧や体温測定と同じように，SpO₂を測定するのがルーティンになっています。でも，SpO₂の値が何を示しているのか，正しく説明できるでしょうか。

SpO₂が示すのは，「その部位に流れている血液のヘモグロビンのうち何％が酸素を付けているか」という「割合」です。でも人間の身体は，この「割合」に応じて反応するわけではありません。あくまでも酸素化ヘモグロビンの絶対量に反応します。酸素を付けたヘモグロビンが足りているか足りていないか，で反応するのです。

そうなると，SpO₂が90％のAさんと，94％のBさんのどちらが苦しいかは，SpO₂からだけではわからないわけです。数値だけ見れば94％のBさんのほうがいくらか楽そうですが，Bさんに貧血があってもともとのヘモグロビン量が少なければ，90％のAさんよりも苦しいかもしれません。

SpO₂だけで患者さんの状態は判断できない

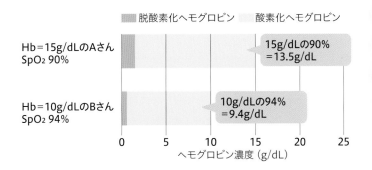

SpO₂だけを見るとBさんのほうが状態が良いように思えますが，酸素化ヘモグロビンの絶対量はBさんのほうが少なくなっています。

◉数値が表すものの意味を正しく理解し，判断する

私たち医療者が知りたいのは，患者さんの今の身体の状態に直結する「血液中の酸素の量（酸素分圧）」です。でもそれを知るためには，動脈から採血をして，血液を分析するという手のかかることをしなければなりません。その意味では，ベッドサイドですぐに血液中の酸素の様子がわかるパルスオキシメーターはとても便利です。

でも，SpO₂の値は知りたいものをそのまま表しているわけではないことを忘れてはいけません。もともと貧血があれば「酸素が94％あるから大丈夫」とは言えませんし，酸素が90％しかなくても貧血がなければ，94％の人よりもむしろ楽かもしれません。そこの背景なしに数字だけをやり取りをしてしまうと，患者さんの苦しい状態を見逃してしまいます。数値を見るだけなら，誰にでもできます。その数値が示すものの意味を理解し，自分の頭で判断する，それが医療者の仕事です。

ばち状指が表すのは慢性的な呼吸不全

チアノーゼ，SpO₂と並ぶ酸素化の総合的指標として，「ばち状指」が挙げられます。ばち状指は，急に起こるものでないので急変のサインとはいえません。

ばち状指は，数か月，あるいは数年にわたって身体の末梢に慢性的な酸素不足が続くことで，爪の付け根に浮腫が生じたものです。

左右の指の爪先同士を背中合わせにした時に，爪の間にひし形の隙間ができなければ，ばち状指があると判断できます。

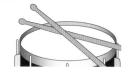

指先が張り出て太鼓の「ばち」のように見えるため，「ばち状指」と呼ばれます。

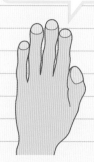

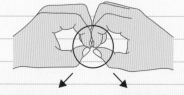

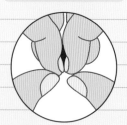

隙間あり（ばち状指なし）

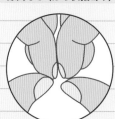

隙間なし（ばち状指あり）

SpO₂の値だけみても
二酸化炭素の様子はわからない

パルスオキシメーター絡みの事故が増えています。特に目立つのが，高濃度の酸素投与によって患者さんがCO_2ナルコーシスに陥ってしまった，というものです。なぜこのような事故が増えているのでしょうか。人間の身体の換気の仕組みから考えてみましょう。

CO_2ナルコーシスとは，換気が不十分になった場合に二酸化炭素（CO_2）が体内に過剰に貯留し，意識障害などの中枢神経症状が現れる病態です。

CO_2ナルコーシスを起こす原因として，慢性呼吸不全のある患者さんへの高濃度の酸素投与が挙げられます。SpO₂の低下に気づいて適切な対応をしたつもりが，患者さんの状態が悪くなってしまう，なぜこんなことが起こるのでしょうか。

◉ 酸素分圧と二酸化炭素分圧を感知するセンサーが換気を促す

人間の身体が換気をしようとする動機づけ，つまり苦しくなって酸素を身体に取り入れようとするシステムには2つあります。酸素分圧が下がって酸素を取り込もうというシステムと，二酸化炭素分圧が上がって二酸化炭素を吐き出そうというシステムです。

この2つは独立したシステムになっています。血液の中の酸素分圧を測るセンサー（末梢性化学受容体）は頸動脈にあり，二酸化炭素分圧を測るセンサー（中枢性化学受容体）は脳幹（延髄）にあり，まったく別の場所で働いています。どちらかのセンサーが反応すれば呼吸中枢に伝達され換気をしてくれるので，安全なシステムといえますが，別々だからこそ注意しなければならないことがあります。

換気を促すセンサーは2つある

CO_2の上昇を感知

脳幹（延髄）　中枢性化学受容体

頸動脈小体
大動脈小体　末梢性化学受容体

O₂の下降を感知

二酸化炭素分圧上昇
↓
換気促進
↑
酸素分圧低下

⊙ ゆっくり進行する慢性呼吸不全ではセンサーが反応しにくい

　人間は，量・スピードともにゆっくりとした変化に対して反応しづらいという特徴があります。急に外が暗くなったら「あれ？」と思いますが，ゆっくりと日が暮れた場合にはその暗さには特に反応しないのと同じで，ゆっくりと進行する慢性の呼吸不全のように，じわじわと二酸化炭素分圧が上がっていくと，「二酸化炭素分圧が高いから換気せよ」というスイッチが入らないことがあるのです。

　そのため，慢性呼吸不全で少しずつ二酸化炭素が溜まる場合，身体がその状態に慣れてしまい，気づかないうちに二酸化炭素分圧が非常に高い状態（高CO_2血症）になっていることがあります。ここで酸素分圧が下がったことが感知され，換気のスイッチが入ったとしても，このような状態で高濃度の酸素が投与されると，呼吸中枢は酸素が過剰になったと判断し，呼吸を抑制してしまいます。その結果，二酸化炭素はさらに蓄積し，CO_2ナルコーシスになってしまうのです。

⊙ パルスオキシメーターだけでは，二酸化炭素の状態はわからない

　パルスオキシメーターが一般的でなかった頃は，酸素化の状態を知るためには動脈血ガス分析をしなければならず，検査結果には酸素分圧の値だけでなく二酸化炭素分圧の値も表示されていました。そのため，二酸化炭素分圧の値も自然に目に入り，「二酸化炭素が溜まりすぎている」と気がつくことができました。数字が私たちにアラートをくれたのです。

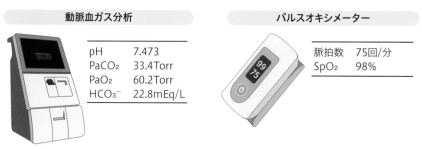

PaCO₂：動脈血二酸化炭素分圧，PaO₂：動脈血酸素分圧　HCO₃⁻：重炭素イオン

　しかし，パルスオキシメーターが一般的になると，モニターに示されるのは酸素飽和度（SpO₂）だけになりました。二酸化炭素の値はわからないままSpO₂だけを見て酸素投与を開始するようになったために，CO_2ナルコーシスを起こしてしまう事故が急速に増えているのです。これは酸素の様子だけを見て慌てて対応するために起こる事故です。

　換気の状態は酸素分圧と二酸化炭素分圧の両方で判断すべきことを知っていて，パルスオキシメーターの数値を見るのは問題ありません。問題なのは，「パルスオキシメーターが示すSpO₂」だけが換気の情報そのものであると思い込んでしまうことです。

酸素流量を上げたら，
患者さんをしばらくは1人にしない！

SpO$_2$が下がったら酸素流量を上げること自体は間違いではありません。でもそこだけしか覚えていないと，酸素流量を上げたらすぐその場を離れてしまいがちです。すぐ次の対応に移ってしまったら，その後は誰が患者さんをみているのでしょうか。

◉ SpO$_2$が下がれば酸素流量を上げるのは鉄則，問題なのはその後の対応

前項では，高濃度の酸素投与によるCO_2ナルコーシスの危険性について説明しました。では，SpO$_2$が下がっても酸素投与はしないほうがいいのでしょうか。決してそうではありません。SpO$_2$が下がったら，ためらわずに酸素流量を増やすのが鉄則です。

なぜなら，CO_2ナルコーシスになってしまったとしても，バッグバルブマスク（アンビューバッグ®）で強制換気をすれば，溜まった二酸化炭素を吐き出させることはできるからです。でもCO_2ナルコーシスが怖いからと酸素の提供を手控えていたら，患者さんは低酸素の状態に長くさらされることになり，不可逆的な脳の障害を負うことになります。

酸素流量を上げたら，自発呼吸が維持できているか，意識レベルは保たれているか，必ずその場に残って観察しましょう。万一CO_2ナルコーシスになっても対応はできるとはいえ，そもそもCO_2ナルコーシスに気がつかなければ対応のしようがないのですから。

◉ "覚悟して"酸素流量を上げたら，必ず後観察を

訪問看護では，酸素流量を上げてすぐにその場を離れるということはまずありません。酸素流量を上げた後は必要な環境整備をしたり，患者さんに状態を伺ったり次回の訪問日の確認をしたりします。その時間に患者さんの観察ができているわけです。

でも病棟では，介入をした後にすぐに次の対応に移ってしまいがちです。SpO$_2$の低下に気づく「前観察」，酸素流量を上げる「介入」だけでなく，その後に自発呼吸が維持できているかという「後観察」，必ずそこまでをセットで考えましょう。

私たち看護師の仕事は「前観察－介入－後観察」とエンドレスのサンドイッチのようになっていなければなりません。でもハウツー的に「ああいう時はこうします」「こういう時はこうします」という部分だけを覚えていると，「前観察」と「介入」だけを行って，後観察を忘れてしまうことがよくあります。「やりっぱなし」ということです

ね。「SpO₂が下がったら酸素流量を増やす」ことだけを覚えていて、「上げた後に見届ける」という後観察がすっぽりと抜けてしまうのです。

　繰り返しますが、大切なのは「SpO₂が下がったらCO₂ナルコーシスになる危険性を"覚悟して"酸素流量を増やし、その後の観察を怠らない」こと。後観察を怠って患者さんがCO₂ナルコーシスに陥ってしまったら、「医師の指示に従っただけ」という言い訳は通用しません。酸素流量を増やしたらどうなるかを予測することができるから、流量を増やすことが許されているのが看護師です。ただ数値が下がったら流量を増やすだけなら、素人でも、ロボットにでもできます。

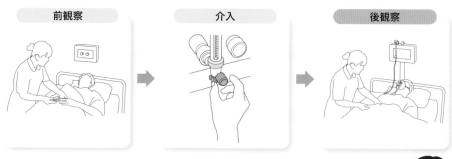

「前観察-介入-前観察-介入」
だけを繰り返し、「後観察」が抜
けていませんか？

バイタルサインは
そもそも五感で把握できる

ここまで，急変を見抜くカギが呼吸・循環に現れるサインであることを強調してきました。呼吸・循環に現れるサインとは，つまりバイタルサインのこと。そんな重要なバイタルサインですが，血圧計や体温計などの器械がないと把握できないと思っていませんか。バイタルサインは私たちの五感だけで把握できます。

◉ バイタルサインを把握するのに器械は不要

バイタルサインとは，呼吸（数），脈拍（数），血圧，体温の4つです。第5のバイタルサインとして挙げられるのは意識レベルです。

第5のバイタルサインとして「痛み」が候補に挙がることがありますが，痛みはその人の内的なことなので客観的に測ることが難しいという面があります。ほかにも，時折「酸素飽和度（SpO_2）」と書かれているものがありますが，これは間違いです。

SpO_2は検査データです。バイタルサインは基本的に五感で把握できる情報，つまり私たちが目や耳や手を使って見たり聴いたり触れたりすることで，その真偽を確認できる情報です。それらの情報を数値化するために，血圧計や体温計などの器械があるわけです。でも，SpO_2の値が70％と出たら，それをどうやって五感で確かめますか。見ても触ってもわかりませんよね。

一方，体温計で34℃と表示されたり，パルスオキシメーターに脈拍30回/分と表示されたら，患者さんの身体に触って確かめれば，その数値が正しいのか，器械のエラーなのかはわかります。

SpO_2はもともと五感で判断できない値なので，バイタルサインとは一線を画すものです。非観血的に酸素の様子がわかるという意味でほかのバイタルサインと一緒に測るのはよいのですが，ほかのバイタルサインと同列に扱うのは危険です。

◉ 信用できるのは器械よりも自分の五感

バイタルサインを順番に見ていきましょう。

まず，呼吸数はもともと呼吸数計などというものはないので，数を数えて把握します。数回の違いは問題ではなく，大ざっぱにわかれば問題はありません（➡p.22）。

脈拍数はパルスオキシメーターに数値は出ていますが，触ってカウントするほうが確実です。

血圧はどうでしょうか。数値化するには血圧計が必要ですが，血圧計の値が収縮期血圧60mmHgと出て，手首を触って脈がしっかりと触知できたら，どちらの情報を

信頼しますか。自分の指先の感覚を信頼しますよね。血圧計はエラーを起こすかもしれませんが，実際に患者さんに触れて得られるのは確実な情報です。橈骨動脈で脈がしっかりと触れたら，収縮期で80mmHgはあります（➡p.54）。

体温は，患者さんの身体に触れれば高い・低いは大方わかります。

意識レベルは，実際の患者さんの様子を見て，聞いて，判断するものです。

結局は，バイタルサインをみる時に信頼できるのは自分の五感なのです。

バイタルサインは五感で把握できる
- 呼吸（数）：数えて大ざっぱにわかればよい
- 脈拍（数）：触知でカウントできる
- 血圧：ショックか否かの判断は触診でわかる
- 体温：見て，触れば大方わかる
- 意識レベル：見たり聞いたりすることでわかる

病院でのバイタルサインの測定場面を考えてみてください。体温計を渡して測定してもらって，マンシェットを巻いて血圧を測って，ついでにパルスオキシメーターも指先に付けて，ピピっと出た数字を書き写して終わりにしていないでしょうか。これは数字を写しているだけで，バイタルサインの確認ではありません。

血圧計や体温計は便利な器械です。でも，器械に頼って患者さんにまったく触れずに表示される数値だけを見ていたら，器械がエラーを起こしてもその数値が信用できるのかを確かめることもできません。患者さんが急変を起こした時，そばに器械がなければバイタルサインを把握することもできないでしょう。

便利な道具と引き換えに，患者さんに触れて自分の五感でバイタルサインを把握する基本行動をおろそかにしてはいけません。

膀胱内に尿が溜まっているかをスクラッチテストで推定する

尿量をみる意味が大きく分けて2つあることは前述しました（➡p.6）。ここでは尿が出ない場合のことを考えてみましょう。尿が出ない場合，尿が膀胱内に溜まっているのに出ないのか（尿閉），そもそも尿が作られていないのか（無尿），のどちらかです。男性でよくあるのが前立腺肥大症による尿閉で，この場合は膀胱には異常がないのに出口が詰まっているために尿が溜まったままになってしまいます。

膀胱内に尿が溜まっているかはエコーで確認できますが，聴性打診によっても確認することができます。聴性打診とは，皮膚に聴診器を当て，その周辺を打診，あるいは軽く左右に引っかき（スクラッチテスト），聴診音の変化から臓器の性状を推定する方法です。腹水の有無や，心臓や肝臓の大きさを推定する時に使われますが，膀胱内の尿量をみる際にも応用できます。

打診よりもスクラッチテストのほうがより簡便でより確実な判断ができます。スクラッチテストは，皮膚の下が水っぽくなると，空気の層よりも音がシャープに伝わるという性質を利用しています。

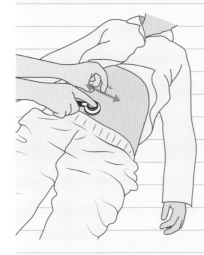

膀胱のスクラッチテストを行う際は，骨の中は音が通りにくいので恥骨の上端に聴診器を当て，おへそから下の方に向けて皮膚を左右に引っかきます。聴診器を通して聴こえる皮膚を引っかくシュッシュッという音が急に大きくなったら，そのあたりから膀胱内に尿が溜まっていると推定できます。下のほうに進んでも音に変化がなければ，膀胱にあまり尿が溜まっていないということです。

例えば，訪問看護で伺って，患者さんから尿が出ないという訴えが聞かれたり，長時間おむつがまったく湿っていないことに気がついた時に，エコーがなくても膀胱の状態を確認する手段として，知っておくと役に立ちます。

ただし，おへそから下はいわゆるデリケートゾーンで，聴診器を当てられたり触れられたりしたくない部位です。救急などでどうしても必要な時のみ行う手技ですが，スクラッチテストや打診の手技とその理屈を知っていると，医療機器が手元に何もなくてもアセスメントできる範囲が広がります。

急いでいる時こそ気をつけたい，数値と単位の取り扱い

臨床で使う数値で，基本的に単位のない「ハダカ」の数字はありません。

例えば，酸素飽和度を表す数値は0〜100の間を動きます。酸素分圧も似たような数値をとります。ですから，急いでいる時に数字だけをやり取りしてしまうと，どちらを指しているのかがわからないことがあります。

例として，こんな事故が実際にありました。ある看護師が，医師に「インスリン"2"追加して」と言われて，インスリンを2mL投与してしまいました。インスリンを2mL投与したら，患者さんは確実に低血糖を起こし，最悪の場合は生命に関わります。

「2単位」と言わずに「2」と数字だけで指示を出したことと，それを別の単位で扱ったことという二重のエラーによる事故です。

臨床では，基本的に単位のない数字はないと考えましょう（血液比重や尿比重など，少数の例外はあります）。「(相手がこれを) 間違うはずがない」と思っていても，忙しい時ほど思わぬ事故が起こります。

実習中の学生が「酸素90割りました」と報告することがあります。90って何でしょうか。酸素飽和度が90%を下回ったのでしょうか，酸素分圧が90Torrを下回ったのでしょうか。酸素分圧であれば，90Torrでも通常範囲の数値です。でも酸素飽和度が90%を下回ったのであれば，絶対量の酸素分圧としては60Torrを下回るくらいの危険な数値と考えられます。

学生が数字をあやふやなまま使ってしまうのは，現場で使われている言葉を真似してしまうからです。数値を扱う時は必ず単位とセットで伝える・書く習慣をつけましょう。

文献

1）
Buist MD, Moore GE, Bernard SA, et al.: Effects of a medical emergency team on reduction of incidence of and mortality from unexpected cardiac arrests in hospital: preliminary study. BMJ, 324(7334): 387-390, 2002.

2）
Bellomo R, Goldsmith D, Uchino S, et al.: A prospective before-and-after trial of a medical emergency team. Med J Aust, 179(6): 283-287, 2003.

3）
Bellomo R, Goldsmith D, Uchino S, et al.: Prospective controlled trial of effect of medical emergency team on postoperative morbidity and mortality rates. Crit Care Med, 32(4): 916-921, 2004.

Chapter 2

呼吸から
緊急度を見抜く

回数とリズムから
素早く緊急度を
判断する

呼吸数の異常は
どこからが「急変」のサインか

　人間が生きていくために欠かせないものは，酸素や栄養，体温などいくつかありますが，最も時間的余裕がないもの，供給が滞ると生命に関わるものは酸素です（➡p.3）。栄養や体温は一時的に供給が滞ってもすぐに生命に影響が及ぶことはありませんが，脳への酸素供給は3～4分滞ると不可逆的変化となるといわれています。最もまめに，そして緊急時に真っ先に確認すべきなのは酸素の供給状態なのです。バイタルサインとして真っ先に挙げられるのが酸素を取り込む「呼吸」と，それを身体に運ぶ「循環」なのは，そういった理由からです。

　しかし，日常臨床で呼吸数の端数までを気にしなければいけない場面は，実はほとんどありません。1分間に16回か17回かなどの細かい数値にはあまり意味がなく，極端に多い・少ないということがなければ問題はないのです。大切なのは，呼吸数の正常値からの極端な逸脱を見逃さないこと，そして呼吸パターンの変化（➡p.26）に気がつくことです。

◉ キーワードは4の倍数

　呼吸数はそれほど数が多いものではないので，できれば60秒間カウントしたいところですが，60秒間患者さんにさとられずに呼吸数を測るのは難しいものです。そのため臨床では，少なくとも30秒間測って倍にします。「30秒間で8回」なら倍にして「1分で16回」となります。どうしても忙しければ，15秒間測って4倍にします。ここまでが，省略が許されるギリギリの範囲と思います。

　この「4の倍数」というのは，呼吸数を判断する時にも扱いやすく実務的なキーワードです。例えば，「20回までなら多すぎないけど，それを1つ超えて24回だと多すぎるかな」と考える。その間の21回から23回は，いわばグレーゾーンです。逆に「12回までなら少なすぎないけど，さらに1つ下回って8回なら少なすぎるかな」，この場合は11回から9回がグレーゾーン。これが実務的な感覚だと思います。

◉ 呼吸数の逸脱はリスクが高い！

　呼吸数が正常範囲を大きく逸脱して多いのは，見過ごせない急変の予兆です。実際に，「一般病棟で心停止やICU転棟などの重症化した患者の半数以上の呼吸数は24回/分超であり，呼吸数24回/分超はそのようなイベントを6～8時間以内に起こすハイリスク患者である確率が高い」[1]，「病状不安定な患者では，心拍数や収縮期血圧よりも呼吸数が変動しやすく，患者の安定・不安定の識別に有用である」[2] などの研究結果が出ています。

呼吸数の目安を知っておく

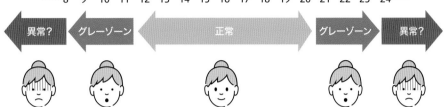

……8　9　10　11　12　13　14　15　16　17　18　19　20　21　22　23　24……

| 異常？ | グレーゾーン | 正常 | グレーゾーン | 異常？ |

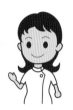

呼吸数の「正常範囲」には様々な見解がありますが，12〜20回/分程度と考えておけばよいでしょう。

column

呼吸数を正確に測るのは難しい！

　呼吸数を正確に数えるのは難しいものです。「これから呼吸数を数えますね」なんて言われてじっと見られたら，患者さんは緊張して普段通りの呼吸ができなくなります。だから，脈をとっているふりをしてさりげなく呼吸数を数えたりするのです。

　患者さんの呼吸数をどうやって測りますか？　肩が3回上がり下がりしたから「呼吸数が3回」とは言えないですよね。実際には，患者さんの「吸う・吐く」の回数を視診してカウントしているので，それほど厳密な数とはいえません。

　本当に正確な呼吸数を数えようとしたら，喉元に聴診器を当てて「スーッ，ハーッ」と空気が出入りする回数を数える必要があります。でもそんなことしたら，患者さんはびっくりしてしまいますよね。喉元や胸元には生死に直結する臓器がありますから，そこを触られるのは，本能的にとても怖いことなのです。

　正確な呼吸数を数える必要があるのは，例えばセデーション*をかけて人工呼吸器を装着している患者さんの場合です。そういった時には人工呼吸器の設定回数と呼吸数が同期しているかを確認する必要があるので，聴診器を喉元に当てて回数を数えます。

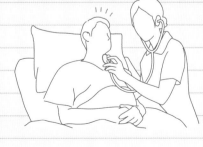

＊鎮静剤などを用いて意識を低下させること

呼吸数が増えると
なぜ危ない？

　呼吸数が正常範囲を大きく逸脱して増えると，なぜ危険なのでしょうか。

　呼吸数が増えると，1回の換気（鼻や口を通し，空気を吸い込み肺胞まで酸素を届けること）にかける時間は短くなり，1回あたりの換気量（1回換気量）は減少せざるをえません。それを回数でカバーして必要な換気量を確保するのが難しい理由は，換気の仕組みから説明できます。

◉ 呼吸回数が増えると換気効率は悪くなる

　吸った空気は，すべて酸素の取り込みに使われるわけではありません。口や喉の中の空気の通り道にも空気は存在しますが，酸素の取り込みやガス交換には関係せず，ただそこにあるだけです。この部分は（解剖学的）死腔と呼ばれ，成人では150mL程度です。1回の呼吸で500mLを吸ったとしても，肺胞に取り込まれるのは，500mL－150mL＝350mL程度ということです。

　この死腔の容積は呼吸回数が増えても変わりません。つまり呼吸数が増えると1回換気量に占める死腔の割合は増えてしまい，酸素を取り込む効率が悪くなってしまうのです。

　例えば，呼吸数が1分間に20回，1回換気量が500mLとすると，1分あたりの換気量（分時換気量）は10,000mL（10L）となり，死腔分（150mL×20回＝3,000mL）を引いた7,000mL（7L）がガス交換に使われます。

　では，呼吸数が倍の40回に増えたらどうでしょう。1回換気量が半分（250mL）になったとして，40回で分時換気量は10,000mL（10L）。ここまでは呼吸数20回の場合と同じです。しかし，ここで問題となるのが死腔です。死腔は呼吸数に関係なく1回の呼吸につき150mLなので，150mL×40回＝6,000mL（6L）が死腔となり，有効な肺胞換気量は4,000mL（4L）にまで減ってしまいます。呼吸数が増えると，換気の効率は著しく悪くなってしまうのです。

◉ 「ゆっくり深呼吸してください」は理にかなった介入

　ハアハアと速く浅い呼吸をすればするほど，エネルギーを使っているにもかかわらず換気効率は悪くなってしまいます。呼吸数が増えて息苦しそうな患者さんに「落ち着いてゆっくり呼吸しましょう」と深い呼吸を促すのは気休めではなく，呼吸生理学的に肺胞換気の比率を増やすという理にかなった介入方法なのです。

取り入れた空気がすべて肺胞に届くわけではない

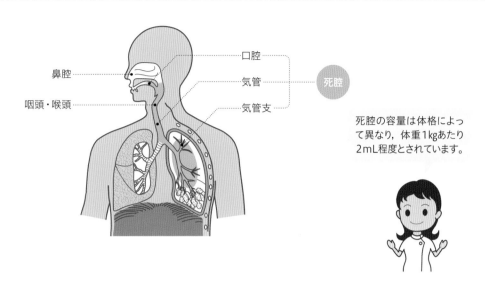

鼻腔
咽頭・喉頭
口腔
気管
気管支
死腔

死腔の容量は体格によって異なり，体重1kgあたり2mL程度とされています。

呼吸数が増えると換気効率は悪くなる

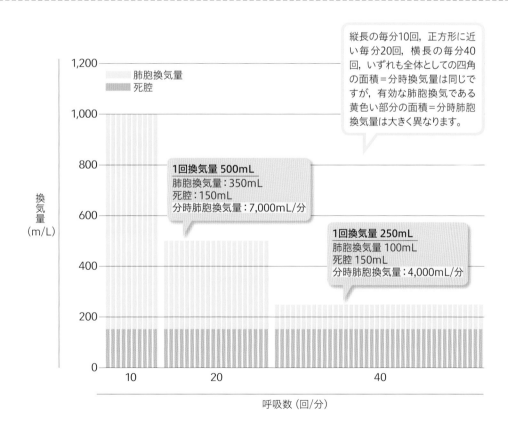

縦長の毎分10回，正方形に近い毎分20回，横長の毎分40回，いずれも全体としての四角の面積＝分時換気量は同じですが，有効な肺胞換気である黄色い部分の面積＝分時肺胞換気量は大きく異なります。

1回換気量 500mL
肺胞換気量：350mL
死腔：150mL
分時肺胞換気量：7,000mL/分

1回換気量 250mL
肺胞換気量 100mL
死腔 150mL
分時肺胞換気量：4,000mL/分

換気量（m/L）

肺胞換気量
死腔

呼吸数（回/分）

3 呼吸パターンの変化は 緊急性が高い

◉ 正常の呼吸パターンは「1：1.5：1」

　呼吸数とともに意識しなければならないのが，呼吸パターンです。呼吸パターンとは，「吸って・吐いて・休む」という一定のリズムのことです。

　短時間で「フッ！」と吸う時間を1とすると，「フゥー」と吐く時間は1.5から2倍弱くらい長くかかります。そして次の呼吸までのお休みの時間が1くらい。ですから正常な呼吸パターンの時間配分は，「吸気：呼気：お休み」の割合が「1：1.5：1」くらいの割合になります。

　この呼吸パターンを作っているのは横隔膜などの呼吸筋ではなく，脳幹にある延髄です。脳幹は生命維持に欠かせない呼吸・循環の，いわば司令塔です。ですから，呼吸パターンが乱れていたら，生命に関わる緊急事態が起こっていると考える必要があります。

◉ 正常の呼吸パターンからの逸脱には気づきやすい

　私たちが「なんか変！」と思う時は，大抵，この呼吸の時間配分「1：1.5：1」が崩れた時です。呼吸の深さが違っていても呼吸パターンに逸脱がなければ，それほど「変！」とは思わないものです。例えば，高アンモニア血症，肝性昏睡，高血糖によるケトアシドーシスの時のクスマウル大呼吸は，ものすごくゆっくりと深呼吸をしているように見えます。その時の呼吸は，正常の呼吸の時間配分からそれほど逸脱していません。そういう時，私たちの感じ方は「なんか変！」「苦しそう」というよりも，「ものすごくゆっくり深呼吸しているな」といったものです。肝性昏睡や高血糖も緊急を要する状態ではありますが，脳幹に影響が出ている状態ほど緊急性は高くありません。両者の区別は非常に重要です。

◉ 呼吸パターンの乱れがクリティカルな理由

　呼吸パターンを作っている脳幹に直接的な影響が及ぶ何かが起こらない限り，呼吸パターンは乱れません。前述した肝性昏睡やケトアシドーシスの原因は脳にはありませんから，呼吸パターンそのものは保たれます。逆に呼吸パターンが乱れるような時は，脳幹に何かしら影響が及ぶような重大なイベントが起こっている可能性が高いのです。

　脳幹は，血圧や呼吸をコントロールしている場所です。機能不全になると生命維持そのものが危うくなります。呼吸パターンの乱れをみたら，脳幹に何かが起きている可能性が高い，という非常にクリティカルなサインをつかんでいることになります。

正常の呼吸パターンは「1：1.5：1」

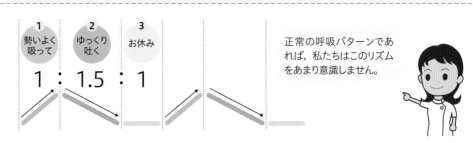

正常の呼吸パターンであれば，私たちはこのリズムをあまり意識しません。

1 息を吸う時：風船を膨らませる時のように勢いよく「フッ！」と肺胞を膨らませるために，多少エネルギーを使って勢いをつけて短時間で吸います。

2 息を吐く時：大切なエネルギーを使って慌てて吐く必要はありません。「フゥー」とゆっくりと空気が出るに任せます。

3 次の「吸う」まで少しお休みをとります。

呼吸パターンの乱れには気がつきやすい

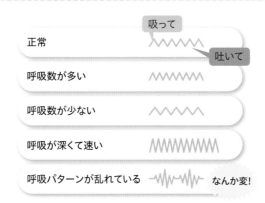

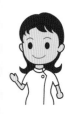

呼吸パターンが保たれていれば，多少回数が多くても少なくても，浅くても深くても，それほど「変」とは思いません。でも呼吸パターンが乱れると，すぐに「なんか変！」と気がつきます。

column 心臓は自分でリズムを作る，肺は号令がないと動けない

　心臓は自分で勝手に動いています。心臓に分布している神経が伝えているのは，「もう少し速く」「もっとゆっくり」などとアクセルやブレーキのような号令だけ。極端な話，身体から取り出しても心臓は動き続けることができます。心臓のリズムは心臓が作っているのです。

　一方，呼吸のリズムは延髄で作られます。肺や，呼吸をするために使う呼吸筋（横隔膜や肋間筋）には，自分で動く能力がありません。リズムを伝える運動神経から「動け」「収縮しろ」という号令がこないと動かないのです。この運動神経が変性してしまう疾患の代表がALS（筋萎縮性側索硬化症）です。そのために，ALSの患者さんは症状が進行すると呼吸筋麻痺を起こしてしまうのです（ALSのために心臓が止まることはありません）。

呼吸パターンの変化によって障害部位が推定できる

◉ 呼吸のリズムは延髄で作られる

　呼吸のリズムを作る号令は脳の延髄から出ています。延髄は脊髄の延長上にあり，その上に大脳・中脳・小脳があります。右の図を見てください。延髄と中脳を"橋渡し"している部分が「橋」です。「延髄・橋・中脳」が脳幹で，それが大脳に入り込んでいるのですが，大脳の受け口にあたるところが脳幹と大脳の"間"で「間脳」です。

　延髄で作られる呼吸のリズムはとても荒っぽいものです。その上にある橋や中脳，そして間脳までが連動して，最も理にかなった呼吸パターンに仕上げています。そのため延髄にまで障害が及べば呼吸のリズムはほぼ失われ，延髄の機能はかろうじて保たれていても間脳や中脳に影響が及ぶとリズムが整わなくなってきます。

◉ 呼吸パターンの変化によって障害部位が推定できる

　呼吸パターンの変化により，脳のどの部位に障害が起きているのかを推定することができます。

1 障害部位が間脳を巻き込んでくると，過呼吸と無呼吸を交互に繰り返す**チェーン・ストークス呼吸**が現れてきます。

2 その下の中脳を巻き込んでくると，まったく休みなく呼吸をする**中枢神経性過呼吸**のパターンとなります。

3 橋の上部まで障害が及ぶと，呼吸ができず酸素が欠乏した状態となってきます。動物にとって酸欠はまさに死活問題なので，とにかく吸い続けられるだけ「がーーーーっ」と息を吸い続けるような**持続性吸気（無呼吸性呼吸）**のパターンとなります。この段階になると，吸気・呼気のパターンはほぼ見られなくなります。

4 橋の下部までが巻き込まれてくると，2，3回呼吸をしてパタッと止まり，また連続して数回呼吸をするパターンになります。群れをなすように数回の呼吸が入るので**群発呼吸**，あるいはこの現象を記述した人の名前から**ビオー呼吸**とも呼ばれる呼吸パターンです。

5 延髄そのものが障害を受けると，呼吸のリズムが作れず**失調性呼吸**となり，やがて呼吸は停止してしまいます。

　呼吸が「おかしい」と気づいた時，「変な呼吸」からもう一段階整理して，その状態を詳しく説明できることが必要です。例えば，チェーン・ストークス呼吸のようだったのに，持続性吸気のパターンになってきたのであれば，「より延髄に向かって病巣が進展している可能性が高い」ということがいえます。これは，臨床でとても大切な情報になります。

障害部位と呼吸パターンの変化

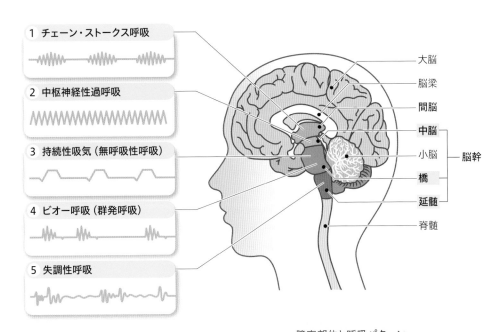

1 チェーン・ストークス呼吸

2 中枢神経性過呼吸

3 持続性吸気（無呼吸性呼吸）

4 ビオー呼吸（群発呼吸）

5 失調性呼吸

大脳
脳梁
間脳
中脳
小脳 — 脳幹
橋
延髄
脊髄

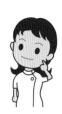

障害部位と呼吸パターンの関係はきれいに1：1で対応するものではなく，経験的にいわれているものです。

column

脳は虚血に弱い

　脳は虚血に非常に弱く，文献的には3〜4分の虚血で不可逆的変化となってしまうといわれています。心肺蘇生を試みても脳虚血の時間が5分を超えた場合には，脳へのダメージは非常に重篤になるとの記載もあります。

　中でもエピソード記憶などの顕在記憶（宣言的記憶）を形成する（記銘する）のに不可欠な海馬は，大脳側頭葉深部にあり非常に酸欠に弱い皮質部分です。これは記憶を即時に作り続けるためにはそれだけ変化しやすいことが必要なためであり，酸欠にすぐに反応してしまうのは宿命であろうと思われます。

呼吸音は換気の状態を
ダイレクトに反映する

　ここまでは，呼吸数と呼吸パターンに現れる急変のサインについて見てきました。最後に，呼吸音について取り上げます。

　聴診器で聴取される呼吸音は，生命維持に関わる呼吸の状態をアセスメントするという意味で，呼吸数や呼吸パターンと同様に，患者さんの状態を判断するのに欠かせない情報です。

　呼吸音は，空気を肺に取り込めているかという換気の状態をダイレクトに反映します。呼吸音を聴取することによって，鼻や口から肺までの空気の通り道である気道が狭まっていないか，肺胞がスムーズに膨らむことができるか，その場ですぐに判断できます。

◉正常な呼吸音は，静かで聴こえにくい

　聴診器を当てたら呼吸音がよく聴こえたからといって，「換気の状態が良い」とは言えません。換気に特に問題がない場合の呼吸音は，むしろ静かです。聴診器を当ててすぐにはっきりと大きく呼吸音が聴こえたら，何かトラブルが起きている可能性もあります。

　呼吸器に病変などがある時，通常の呼吸音に付加されて聴こえる音を，副次的な音という意味から副雑音と呼びます。通常，副雑音のほうが正常の呼吸音よりも音が大きく音の性状も派手なため，呼吸器に問題がある時のほうが呼吸音は大きく聴取されるのです。

◉副雑音は，標準化された名称を使わないと正しく伝わらない

　副雑音は，肺性の音（肺自体がその音の原因になっている音）4つと，非肺性の音（肺由来でない音）に分けられ，1985年に国際的に標準化されています（ATS分類・三上分類）。それにもかかわらず，臨床ではそれぞれの音の呼び方や定義が未だに標準化されていません。

　臨床で使われる「ヒュー音」「肺雑」などの言葉はその意味が曖昧で，記録しても情報が正しく伝わりません。呼吸音は音の変化を見ていくことも重要ですから，情報が正しく伝達されないと急変の予兆を見逃すこともありえます。5つの副雑音についてはそれぞれの音の特徴をしっかりと頭に入れておき，常に標準化された名称を使うことを心がけましょう。

正常呼吸音に付加される音（副雑音）は4＋1の5つ

副雑音の名称	音の特徴
粗い断続性副雑音	水の中にストローで空気を吹き込んだ時に生じる「ブクブク」という大粒の泡が立つような音。吸気時，呼気時を通して聴取される。
細かい断続性副雑音	「チリチリ」「パリパリ」という細かい破裂音。吸気の半ばから終わり頃に生じる。
高調性連続性副雑音	笛の音のような「ヒューヒュー」という高い音。吸気にも呼気にも生じることがある。
低調性連続性副雑音	低めのいびきのような連続した音。吸気にも呼気にも生じることがある。
胸膜摩擦音	「ギュッギュッ」とこすれ合うような音。吸気にも呼気にも生じることがある。

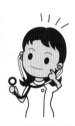

5つの副雑音の中で，胸膜摩擦音だけは少し性質が異なり，肺ではなく胸膜で生じる音です。

---

column

ストライダー？ 喘鳴？──統一しきれていない呼吸音の名称

　ストライダーや喘鳴は，臨床でよく使われる名称です。しかし，これらの呼吸音の定義は未だに統一されていません。

　口元にかなり近い位置（咽頭・喉頭，気管など）で気道の狭窄があると，低く唸るような音となります。これをストライダー（stridor）として扱う医療者もいます。しかし，この扱いに関しては十分なコンセンサスが得られているとは限らず，さらにストライダーを吸気限定で聴取される音としている人もいれば，呼気・吸気にかかわらず聴取される音と扱っている場合もあります。1985年に世界で呼吸音を標準化した際にも，このストライダーについては継続審議としてそのままになっています。

　喘鳴もよく聞く言葉ですが，認識が一致していません。高調性連続性副雑音＝喘鳴と思って使う医療者もいれば，高調性・低調性を問わず連続性副雑音＝喘鳴と考えている人もいて，確実な共通用語とはなっていないのが現状です。

呼吸音の変化で
急変のサインを見抜く

⊙ 連続性副雑音は気道が狭くなっている時の音

呼吸音に変化が現れる緊急度の高い状態として，食物の誤嚥や腫瘍などによって気道が狭くなっている場合が挙げられます。必要な酸素が肺に取り込めなくなれば，生命に関わります。

気道が狭くなっている時には，本来静かなはずの呼吸音に，連続性副雑音と呼ばれる「ヒューッ」という連続した音が加わります。この音は，肺胞近くの末梢の細い気道では起こりません。もともと細い気道での狭窄ならば，すぐにふさがって音がしなくなるからです。

連続性副雑音はある程度太さのある，口元に近い中枢側の気道でしか生じえません。空気が通る時に生じる音ですから，空気が入る時（吸気）にも，出る時（呼気）にも聴取される可能性があります。この音が聴取されたら，「本来は広いはずの気道が狭まっているという危険なサイン」と考えます。

⊙ 連続性副雑音が聴取されなくなったら，
　真っ先に無気肺の可能性を考える

連続性副雑音は，低い音（低調性）よりも高い音（高調性）のほうが，気道内径がより狭いと判断できます。ほかのバイタルサインも注意深く観察しながら，経時的に呼吸音を聴取しましょう。

連続性副雑音が低い音から高い音に変化した時は，気道の狭窄が進行していると考えられ，注意すべき危険なサインです。さらに注意が必要なのは，それまで聴取された連続性副雑音が聴取されなくなった時です。考えられるのは，気道の狭窄がなくなったか，完全に閉塞して無気肺になっているかのどちらかです。

この時まず考えるべきは，後者の無気肺の可能性です。無気肺は肺に空気がない状態ですから，すぐに対応しなくては患者さんの生命が救えません。常に最悪を想定して動くのは医療の基本です。

症状の消失か？ 無気肺か？ 最悪の可能性を考えるのが医療の基本！

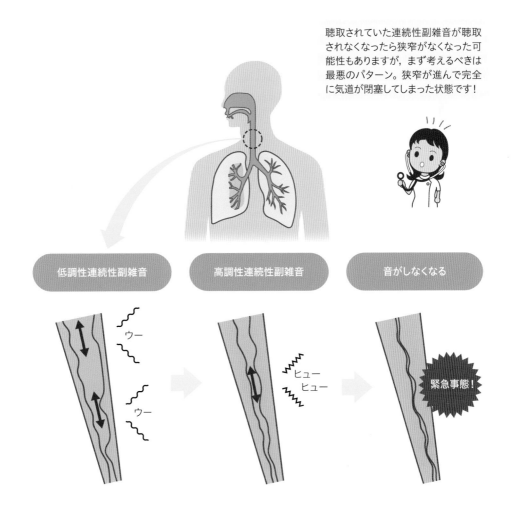

聴取されていた連続性副雑音が聴取されなくなったら狭窄がなくなった可能性もありますが，まず考えるべきは最悪のパターン。狭窄が進んで完全に気道が閉塞してしまった状態です！

低調性連続性副雑音

高調性連続性副雑音

音がしなくなる

ウー

ウー

ヒュー
ヒュー

緊急事態！

column

高さの違う呼吸音が聴取されたら，低いほうの音に注意する

　連続性副雑音を聴取したら，気管の構造や太さの違い，音の出るメカニズムを総合して危険度を判断します。

　音の「高い・低い」だけですぐに何かがわかるということではありませんが，音の高さは大切な判断材料の1つです。高い音はもともと細めの気道を狭めている場合がありますが，低い音は間違いなく太い気道が狭まっている状態を示しています。

　このことから，同時に様々な高さの連続性副雑音を聴取したら，それらの中で一番低い音に注意し，それがある程度高ければ「高調性連続性副雑音」と扱います。そうでなければ，まずは「低調性連続性副雑音」と扱い，太い気道の狭窄の可能性を考慮し，その後はその音調の変化に注意が必要です。

文献

1)
Cretikos M, Chen J, Hillman K, et al.: The Objective Medical Emergency Team Activation Criteria: a case-control study. Resuscitation, 73(1): 62-67, 2007.

2)
Subbe CP, Davies RG, Williams E, et al.: Effect of introducing the Modified Early Warning score on clinical outcomes, cardio-pulmonary arrests and intensive care utilisation in acute medical admissions. Anaesthesia, 58(8): 797-802, 2003.

Chapter 3

脈拍から
緊急度を見抜く

心電図がなくても
危険な不整脈は
見抜ける

気にしなくていい
不整脈もある

　脈が乱れている状態を不整脈といいます。でも，不整脈があったら，必ず治療をしなければならないのでしょうか。心臓の働きに多少の乱れがあっても，最終的に全身の血液循環が成り立っていれば，実はそれほど困ることはありません。

◉ 心房細動は，あまり困らない

　高齢者によくみられる不整脈として，心房細動（AF：atrial fibrillation）があります。特に症状がなく，健康診断などの心電図検査で見つかることもよくあります。

　心房細動は，心房レベルのあちこちで小さな震えが生じている状態です。その震えを心室が全部号令として拾ったら，心臓は1分間に200回や300回も動くことになります。十分な血液を送り出すことができなくなり，大変なことになりますよね。

　でも実際には，心房と心室は電気的に絶縁されているため，心房での電気的な号令は電気的にその先の心室に伝わらないようになっています。心房からの号令があちこちから来たら，心室はどの号令で動いていいかわからなくなってしまうからです。

　号令が1つになるように，心室に号令を伝えるトンネルは原則1本しか開通していません。それがヒス束です。このトンネルには速度制限があり，1分間に200回や300回もの号令は通せません。心房が忙しく号令を出していても，そのうち何回かに1回が，たまたまそのトンネルを通り抜けるだけです。そうなると，最終的な心拍数は60回/分からせいぜい100回/分くらいです。この程度ならば循環動態としては何も困りません。心房細動だからといって，すぐに抑え込む必要はないわけです。

◉ 上室性の不整脈はあまり気にしなくていい

　基本的に，上室性*の不整脈は血液の出力に直接影響しないため，あまり気にする必要はありません。私たちは循環というとすぐに心臓の働きを考えますが，気にするべきは最終アウトカム，つまり身体の隅々に血液が行き渡っているかどうかです。血液の行き渡りに支障がなければ，不整脈があっても日常生活上，特に問題にはありません。

　ただし，上室性でも頻拍につながるような不整脈には注意が必要です。心臓の収縮のスピードが速すぎると血液を溜め込む時間が足りず，「空打ち」のような状態になります。そうなると必要な血液量が全身に送れなくなるので，失神などを起こすこともあります。

---

* 不整脈については臨床上，「上室性」「心房性」を同じように扱うこともありますが，厳密には同じではありません。「上室性」には房室結合部までが含まれますが，「心房性」は心房のみを指します。

心房の号令を心室に伝えることができる通路は1本だけ

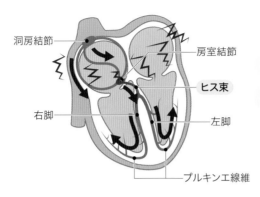

洞房結節
房室結節
ヒス束
右脚
左脚
プルキンエ線維

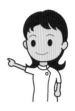

何回かに1回の号令だけが,
ヒス束を通って心室に伝わり
ます。

頻拍になると循環動態に影響が出る

正常時	頻拍になると…
心室が血液を十分に溜め込んでから全身に送る	心室に血液を溜め込む時間がない

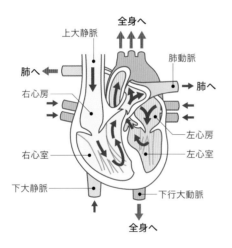

全身へ
上大静脈
肺動脈
肺へ
肺へ
右心房
左心房
右心室
左心室
下大静脈
下行大動脈
全身へ

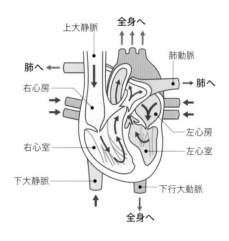

全身へ
上大静脈
肺動脈
肺へ
肺へ
右心房
左心房
右心室
左心室
下大静脈
下行大動脈
全身へ

怖いのは,不整脈そのものよりも「不整脈によって起こる影響」

　心房細動で,ワーファリン®やプラザキサ®などの直接経口抗凝固薬（DOAC）を使ってい
る患者さんがいます。でもこれらの抗凝固薬は,心房細動を止める薬ではありません。血液
の流れが規則的でないと血栓ができやすくなり,その血栓が血流に乗って飛ぶと脳梗塞など
になってしまうため,それを防ぐ薬です。心房細動があって抗凝固薬しか服用していない人
は,血栓形成を予防しているだけで,心房細動自体には手をつけていないということです
（抗凝固薬に抗不整脈作用はまったくありません）。怖いのは心房細動という不整脈自体では
なく,不整脈による身体への影響なのです。

徐脈性不整脈は脈をとるだけで整理ができる ❶

　脈拍が規則的でも，数が少なすぎたり（徐脈）多すぎたり（頻脈）すれば，循環動態に影響が出てきます。大ざっぱに脈拍の「数」を把握しておくことは，とても重要です。

　徐脈，頻脈の話に入る前に，心臓の仕組みを簡単におさらいしておきましょう。

◉ 心房は待合室，心室が血液を全身に送り出す

　心臓には上に心房があって，下に心室がありますが，実際に血液を全身に送り出すのは心室です。心室の手前の心房はいわば待合室のようなものです。心房に血液を一旦溜めて，それを心室に送り，心室によって勢いをつけて全身に血液を送り出す，という一連の作業が心臓の役割です。

　心室は何もしなくても1分間に20回くらい収縮する能力を持っています。しかし，それだけでは必要な量の血液を全身に送り出すことができません。そこで，もう少し速く動かすために，心臓自体の中に「動け，動け」という電気の号令を出す担当者がいます。これが心房の入口付近，洞房結節のところにあるペースメーカーです（ここでいうペースメーカーとは器械のことではなく，もともと生体が備えている心臓のリズムを作る特殊心筋の集まりを指します）。

◉ 心臓を動かす号令は心房ではゆっくり，心室では素早く伝わる

　心臓の収縮の様子を順番に見ていきましょう。

　まず，洞房結節の号令により心房が収縮し，心室に血液を送り出します（右ページ下の図-❶）。心房から心室に血液を送り込む時には勢いをつける必要はありません。「動け」という号令は，心房内に張りめぐらされた複数の伝導路を通じ心房にじわじわと伝わり，心房は四方からゆっくりと縮んで血液を心室に押し込んでいきます。心房には，この号令を伝える一般道が何本も張りめぐらされているイメージです。

　次に，この号令が心房から心室に伝えられ，心室が全身に血液を送り出します。ただ，心房と心室の間は電気的に絶縁されており，まず心房内にある房室結節（右ページ下の図-❷）に号令が届き，そこから唯一号令が伝わることができるトンネルであるヒス束（同図-❸）を通ります。こうして号令は1か所からのみ心室へ伝わります。心室には，この号令を心室全体に一気に伝えるための，いわば高速道路が2方向通っています。これが右脚，左脚（同図-❹）です。このおかげで心室はキュッと一気に縮んで，強い力で全身に血液を送り出すことができます。

心房は血液を溜める待合室，心室で血液が拍出される

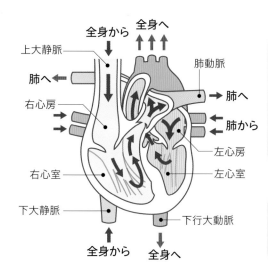

心房

右心房には全身から戻った血液が，
左心房には肺からの血液が待機する

↓

心房から心室へ血液が送り出される

↓

心室

右心室からは肺へ血液が送られ，
左心室からは全身に血液が送り出される

洞房結節から出た号令に合わせて，心臓は収縮している

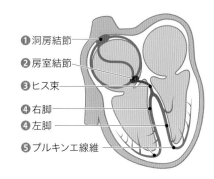

❶ 洞房結節
❷ 房室結節
❸ ヒス束
❹ 右脚
❹ 左脚
❺ プルキンエ線維

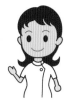

おなじみの「刺激伝導系」の
図ですね。
刺激伝導系とは，心臓を動
かす号令の成り立ちと，その
伝わり方のことです。

column

号令が伝わる抜け道があるWPW症候群，LGL症候群

　通常，心房での号令が伝わる通り道はヒス束だけで，ほかは電気的に絶縁されています。しかし，先天的に心房と心室の間に抜け道（ケント束）があると，そこを通って心室に伝わった号令がすぐ戻って来る（リエントリー）ために，発作性上室性頻拍になることがあります。これがWPW症候群で，一旦頻拍を起こすと非常に危険な状態となります。あるいはヒス束内に抜け道（ジェイムズ束）ができ，通り道が2本になった特殊な場合がLGL症候群です。

徐脈性不整脈は脈をとるだけで整理ができる❷

◉ 号令が出せなくなっているか，号令が伝わらなくなっているか？

前述したように，心室は放っておいても1分間に20回くらいは動きます。でも心臓の洞房結節にあるペースメーカーはもっとせっかちで，60〜80回/分くらいのペースで号令を出しています。心臓は一番せっかちなリズムで動きますから，通常，心臓はペースメーカーのリズムで収縮します。

ですから，心拍数が極端に少なかったら，ペースメーカーが「動け」という号令を出せなくなっているか，その号令が伝わらなくなっているということです。

原因としては，ペースメーカーが不調になっている＝洞不全症候群（SSS：sick sinus syndrome）のあるタイプのものや，号令が遮られている＝心ブロックが考えられます。

洞不全症候群とは，洞房結節の調子が悪く，しっかりとした号令を出せなくなっている状態です。洞停止（号令がまったく生まれない），洞房内ブロック（号令が心房につながらない）のほか，高度な洞性徐脈，徐脈–頻脈症候群などが含まれます。

◉ 号令はどこでブロックされている？

心ブロックとは，号令がどこかで遮られている（ブロックされている）状態です。どこで号令がブロックされているのでしょうか。

心房の中にはルートが何本もあり，それらが全部ブロックされることはありえません。だから「心房内ブロック」という病態はありません。

また，一旦心室まで号令が届けば，号令は右脚と左脚から伝えられます。右脚や左脚という高速道路が通行止めになっていたり（完全脚ブロック），渋滞していても（不完全脚ブロック），迂回すれば号令は伝わります。心室には右脚・左脚以外にも迂回ルートがあるので，号令が完全に途絶えることはありません。

となると，徐脈になっている時にどこで号令が遮られているかというと，心房と心室の間のヒス束というトンネル以外にないことになります。これが「房室ブロック」です。

洞不全症候群はペースメーカーの不調

洞停止（号令がまったく生まれない）

洞房内ブロック（号令が心房につながらない）

高度な洞性徐脈

徐脈–頻脈症候群

洞不全症候群は，洞房結節やその周辺の障害によって心臓に「動け」という号令が伝わらなくなっている状態です。

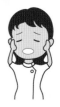

ヒス束でブロックされると号令は伝わらない

心房内のブロック

ここでブロックされても複数のルートがあるので号令は伝わる。

房室ブロック

ここでブロックされると号令が伝わらない！

脚ブロック

ここでブロックされても迂回路があるので号令は伝わる。

1 洞房結節
2 房室結節
3 ヒス束
4 右脚
4 左脚
5 プルキンエ線維

脚ブロックでは号令が迂回路を通って伝わるので，結果的に徐脈にはなりません。
ヒス束で信号がブロックされる房室ブロックの場合は，号令が伝わらず徐脈になります。

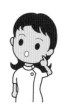

徐脈性不整脈は脈をとるだけで整理ができる❸

◉房室ブロックでも徐脈になるとは限らない

房室ブロックには，3段階があります。Ⅰ→Ⅱ→Ⅲの順で重症度は上がります。

- **Ⅰ度房室ブロック**：号令は伝わるけれど時間がかかる
- **Ⅱ度房室ブロック**：号令が時々間引かれる
- **Ⅲ度房室ブロック**：完全に号令が伝わらない

Ⅰ度のブロックの場合は，時間はかかりますがすべての号令が伝わるので，結果的に徐脈にはなりません。徐脈になるのは，Ⅱ度とⅢ度のブロックの場合です。

Ⅱ度のブロックは，さらに下記の2種類に分けられます。

- **モービッツⅠ型（ウェンケバッハ型）**：だんだん号令が伝わるのが遅くなっていき，やがて号令が来なくなる，ということを繰り返す
- **モービッツⅡ型**：突然，号令が来なくなる

Ⅰ型とⅡ型を比べると，いつ号令が途絶えるかわからないⅡ型のほうが，ずっと危ういですね。モービッツⅠ型に比べ，モービッツⅡ型は危険であるということは頭に入れておきましょう。

◉徐脈になる不整脈を整理する

ここまでの話をまとめてみると，徐脈になる不整脈として考えられるのは，以下の4つのみとなります。

- **洞不全症候群**
- **Ⅱ度房室ブロック（モービッツⅠ型）**
- **Ⅱ度房室ブロック（モービッツⅡ型）**
- **Ⅲ度房室ブロック**

いずれも，大もとの号令が心室を十分な頻度で刺激できていません。洞不全症候群とⅢ度房室ブロックでは，最終的には心室が自分のペースで仕方なく動いている状態です。

房室ブロック

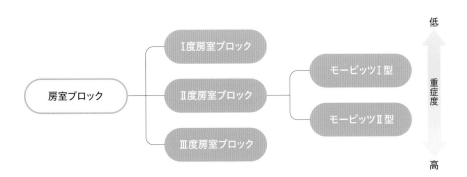

徐脈になる不整脈

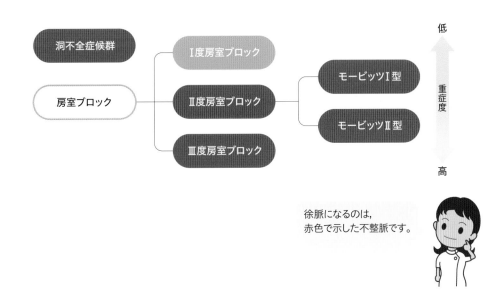

徐脈になるのは，
赤色で示した不整脈です。

---

^{column}

心配なのは，突然休むことと完全に来なくなること

　房室ブロックを「学生の授業態度」にたとえて考えてみましょう。

　Ⅰ度房室ブロックは，遅刻をしてばかりいる学生。それでも毎日出席するのですから，さほど大きな問題にはなりません。これがⅡ度になると，時々欠席するようになります。そしてⅢ度になると，完全に来なくなってしまいます。

　Ⅱ度の学生には2つのパターンがあります。遅刻がだんだんひどくなり，ついには学校に来なくなる，しかし反省してまた学校に来るものの，また遅刻がひどくなり，ついには休んでしまう，これを繰り返すモービッツⅠ型，前触れなく突然学校を休むモービッツⅡ型です。

　一番心配なのは，Ⅱ度房室ブロックのモービッツⅡ型と，Ⅲ度房室ブロックです。いずれも早めの対応が必要です。

徐脈性不整脈は脈をとるだけで整理ができる❹

◉脈拍だけでどこまでわかるか

徐脈になる不整脈について，大枠が理解できたでしょうか。これがしっかりと理解できれば，実際にベッドサイドで脈をとっていて「すごく脈が遅いな」と感じた時に，次のような推測ができます。

- ものすごく遅いけれども規則的→ 洞不全症候群かⅢ度房室ブロック
- 脈拍数が少なく，時々脈が抜ける
  抜け方が規則的→ Ⅱ度房室ブロック（モービッツⅠ型）
  抜け方が不規則→ Ⅱ度房室ブロック（モービッツⅡ型）

◉心電図を付けるのは，「心電図でなければわからないものをみるため」

徐脈性の不整脈は，心電図を付ける前に脈を丁寧にとるだけで，上述のようにある程度整理がつきます。不整脈があったら何でもかんでも心電図を付けなければならないのではありません。心電図は，「心電図でなければわからないものをみるために」付けるものなのです（➡p.48）。

例えば，「ものすごく遅いけれども規則的」という場合，洞不全症候群かⅢ度房室ブロックのどちらなのかは心電図をとらなければ判断できません。

洞不全症候群かⅢ度房室ブロックかによって，その後の対応は変わります。

洞不全症候群で，出だしの「動け」という号令が生まれていないだけで電線は切れていなければ，ペースメーカーである洞房結節のそばに電気信号で人工的な号令を与えることで，その先は生理的に心臓は動きます（心房ペーシング）。

Ⅲ度房室ブロックの場合は，心房でどんなに号令をかけても心室にその信号が伝わらない状態ですから，心室の中で直接号令をかけなければなりません（心室ペーシング）。その区別をするためには心電図が必要なのです。

脈拍が遅かったらどう考える？

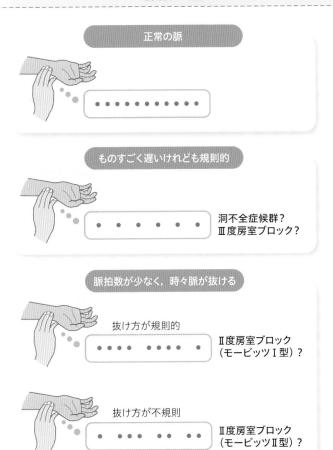

●は脈拍の「ピクッ」を
表しています。

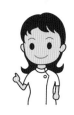

正常の脈

ものすごく遅いけれども規則的

洞不全症候群？
Ⅲ度房室ブロック？

脈拍数が少なく，時々脈が抜ける

抜け方が規則的

Ⅱ度房室ブロック
（モービッツⅠ型）？

抜け方が不規則

Ⅱ度房室ブロック
（モービッツⅡ型）？

---

column

「脈拍数56回/分」は徐脈か，正常範囲か

　脈拍数の「多い」に関しては大方意見が一致しており，「100回/分」を超えたら頻脈（頻拍）とされます。しかし，「少ない」に関してはコンセンサスが得られていません。「60回/分を切ったら徐脈」とする人もいれば，「50回/分を切ってはじめて徐脈」という人もいます。ですから「脈拍数56回/分」の患者さんについては，「徐脈」と「脈拍数に異常なし」という両方の判断がありえます。徐脈か正常かというアセスメント結果で伝え合う限り，両者の話はかみ合わないでしょう。

　私たちは臨床経験を積んでくると，場面を見た途端にアセスメント結果が浮かぶので，「結果」だけの会話をしがちです。すると「どちらも間違っていないけれど，線引きが違う」ことですれ違いが生じることがあります。

　では私たちは臨床で，脈拍数をどう表現したらいいのでしょうか。答えは簡単，「事実を伝えればいい」のです。「脈拍数は56回/分」，これこそが揺るぎない事実です。

心室性の頻脈性不整脈は要注意

　上室性の不整脈は，出力（血液を全身に送る力）にほとんど影響しないのですが（→p.36），上室性でも頻拍になるものや心室性の頻脈性不整脈は要注意です。心室性の頻脈性不整脈は，合図がないのに勝手に動き出す，いわばフライングするタイプの不整脈です。

◉ 怖いのは，連発する期外収縮や多源性心室性期外収縮

　オリンピックの100m走で，1回フライングしてもいきなり失格にはならないように，たまに起きる心室性期外収縮（PVC: premature ventricular contraction）は放っておいても問題はありません。しかし，頻繁にフライングをするようでは競技は進まなくなります。このように，あまりに頻度の高い期外収縮が起きてくるのは困りものです。また，一度フライングすると，次は懲りて出遅れてしまいがちですが，次も果敢にフライング，また次もフライングして，そのうち合図も聞かずにポンポン飛び出してしまうタイプがいます。これが期外収縮の連発で，心室頻拍（VT: ventricular tachycardia）に一気に移行しやすくなるので気をつけなければなりません。

　一方，「こいつ，時々フライングするんだよな」と見張っていたのに，ほかの選手があちこちでフライングし出すと，見張りきれなくなります。こんなふうにいろいろなところから起こる期外収縮を多源性心室性期外収縮といい，これも心室細動（VF: ventricular fibrillation）に移行することがあるので注意が必要です。

◉ 収縮の足並みがそろわないRonTは非常に危険な状態

　さらにもう1つ，絶対に見逃せない不整脈があります。右ページの心電図を見ながら説明しましょう。心電図に現れる最初のピコッとした小さなP波は，心房がグニュッと収縮した時の波形です。尖ったQRS波は心室がギュッと収縮した時の波。最後の小高いT波は，ギュッと収縮した心室がもとに戻ろうとする時の波です。

　100m走を「よーい，ドン」でみんながいっせいに飛び出すのがQRS波，「次の組の人たち，並んでください」と言われて一列に並ぼうとしているのがT波です。この時に，ぴょんとフライングする人がいると，今は整列する時なのか，スタートする時なのかがわからなくなり，周りの人は混乱してしまいます。これがRonTです。それぞれが勝手に収縮しようとしているので足並みがそろいません。

　これは，心室で電気的興奮はしているのに出力のない状態，つまり心室細動（VF）になってしまうので，非常に危険な状態です。

心電図の波形は心臓のリズムを捉えている

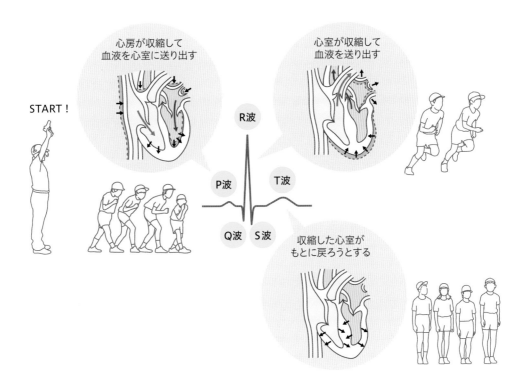

要注意の頻脈性不整脈はこの3つ！

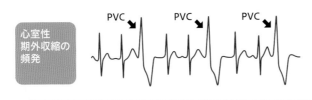

期外収縮を示す波形がすべて同じ, つまり単源性 (同じ場所で起こっている) であっても, 頻発すると心室頻拍に移行する危険性があります。

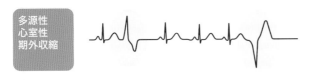

期外収縮を示す波形が異なる, つまり多源性 (複数個所で起こっている) の場合, 心室細動に移行する可能性があり, 大変危険です。

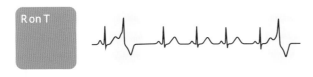

R波にT波が重なっています。心室各部が勝手に収縮しはじめ, ただ震えている状態 (心室細動) になります。最も危険な心室性期外収縮です。

どこから心電図と
付き合うか

◉まずは脈拍，次に心電図で見るべきものを絞り込む

　前述した通り，頻脈性不整脈で見逃してはならないのは期外収縮の連発，多源性心室性期外収縮，RonTです。これらの不整脈を見逃さないための対応を整理しておきます。

　徐脈性不整脈と同様，頻脈性不整脈は脈をとることで大よその緊急度がわかります。なんでもかんでも心電図を確認しなければならないと考える必要はありません。ここまでは脈拍で整理，これとこれを見るために心電図を付ける，と絞り込んでしまえば，心電図も決して難しくありません。

　臨床ではまず，丁寧に脈をとることで「リズムが異なる脈がやけに多いな」あるいは「リズムの乱れが立て続けに起こっているな」というのはある程度わかります。でもこの期外収縮が1か所から起きているのか，複数個所から起きているのか，あるいはRonTかどうかは，心電図を見ないと判断はできません。ここからが心電図の出番となります。

◉心電図でわかるのは，リズムと傷口の有無

　ただし，心電図を装着したからといって，すべてを見ることはできません。心電図はあくまでも，心臓の動きのリズムと，心臓の筋肉に傷口（障害部位）があるかを捉えるもの。不整脈があっても，傷口があっても，必要な出力が下がっていなければ，心電図から有用な情報を得ることはできません。心電図は，出力の程度を評価できるものではないからです。

　ここで，モニター心電図と12誘導心電図の違いについても押さえておきましょう。リズムを見るのであればどこから見ても同じですから，3点誘導のモニター心電図（場合によっては心臓を挟む2点だけ）を付ければ十分です。ですから動悸の時などは，モニター心電図が有用です。でも傷口の有無とそれがどこにあるかは，12誘導心電図でなければわかりません。

　例えば，ペットボトルのキャップの上に賞味期限が書いてあったとします。それをいくら真横から見ても，下から見ても，キャップの上の文字は見えないですよね。同様に，心臓の一部に傷口があっても，それが見えない位置にあったら，見つけることはできません。激しい胸痛を起こしている時でも，モニター心電図では目の前に心筋の虚血のサイン，つまり傷口がなければ，波形に異常は現れないのです。

　心電図などの機器と付き合う時には，それによって何がわかって，何がわからないかということを知っておくことが大切です。

まずは脈拍，必要に応じて心電図

脈拍からわかること

- 脈拍数
- 脈拍のリズム
- 脈拍のリズムの変調
- 脈の強さ

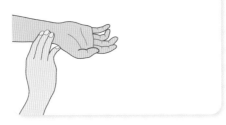

心電図からわかること

- 心臓の動きのリズム
- 心筋の傷口（障害部位）の有無

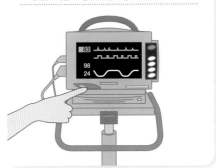

モニター心電図と12誘導心電図の違い

モニター心電図では1つの方向から心臓を見ている

通常は，P波やQRS波が上向きでよく見えるⅡ誘導をとる位置に電極を付けます。

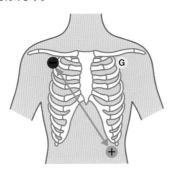

狭心症の疑いがありST-T波を観察したい時には，緑の電極を12誘導のV₅の位置にするなど，位置を変更することでほかの誘導を見ることもできます。

12誘導心電図ではぐるりと囲むように観察している

四肢に4つ，胸部に6つの電極を付けます。

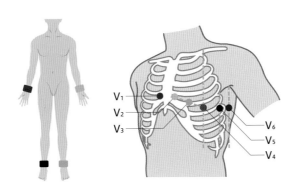

四肢誘導に用いる電極は4つですが，得られる波形は6つなので，6＋6＝12。12の方向から心臓を観察した波形が得られます。

「脈がしっかりしている」は安心？

◉「脈が強い」から何を考えるか

脈をとっていてわかるのは，「速い・遅い」やそのリズムだけではありません。「強さ」についても私たちはみているはずです。

脈を触れ慣れていたら，触れた途端に「あれ？　やけに強いな」とか「ツンツン突っかかってくる感じ」というのはわかります。「脈が弱い・柔らかい」よりも「強い」ほうが派手ですから，すぐにわかるのです。

脈を強く感じる時は，拡張期血圧と収縮期血圧の差（脈圧）が大きくなっている時です。脈圧が大きくなる理由は，大動脈弁閉鎖不全症や甲状腺機能亢進症，貧血などいくつかありますが，急変のサインとして最も気をつけなければならないのはクッシング現象です。

クッシング現象の場合，脈の特徴としては「やや徐脈気味になり，１拍１拍をしっかりと触れる状態」となります。それだけ聞いたら「脈が落ち着いていて，しっかりしている」と思われそうですが，実は頭蓋内圧亢進症が悪化した時の危険な所見なのです。

◉「脈がしっかりしていて安定している」？

頭蓋骨の内側には，脳や血管が多少の隙間をもって入っています。急激な浮腫や脳出血などによってその隙間が埋め尽くされると，血管の中が窮屈になります。今まで順調に流れていた血液が，スムーズに流れなくなってしまうのです。そこで身体は脳の血流を確保するために交感神経を刺激して，末梢の血管抵抗を高めます。すると血圧が上昇し，脈圧も増大します。さらに状態が悪化すると，上昇した血圧に対する代償作用として心拍数が抑制され，脈は徐脈気味になります。

人間は危機的状態になると，交感神経が優位になります。脈拍数も速くなるのが当たり前です。それなのに「急に起こった意識障害なのに脈が落ち着いていて強い」という状態であれば，どんなことが考えられるでしょうか。

考えられるのは「心拍数を速めることを犠牲にしてでも，血圧の上（収縮期）と下（拡張期）の差を付けないと血液を押し込められないくらい，頭の中が窮屈である」ということです。これがわかっていないと，臨床で誤った判断をしてしまうことがあります。「急に起こった意識障害ですが，脈はしっかりと触れてバタついていません（ので大丈夫です）」などというのは致命的な誤りです。急に起こった意識障害なのに脈が速くない・強く触れる，という状態をみたら，それだけで「緊急事態！」と判断しなければなりません。

頭蓋内圧亢進＝頭の中が窮屈になる

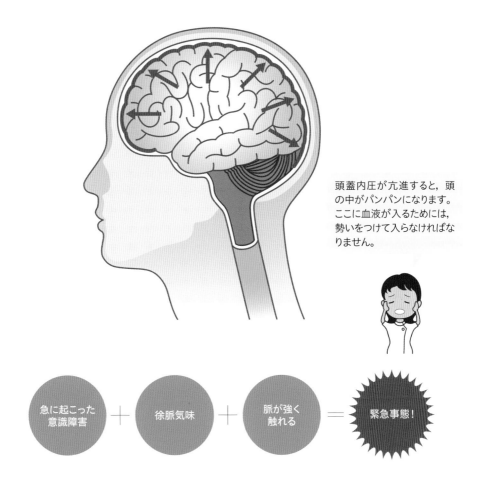

頭蓋内圧が亢進すると，頭の中がパンパンになります。ここに血液が入るためには，勢いをつけて入らなければなりません。

急に起こった意識障害 ＋ 徐脈気味 ＋ 脈が強く触れる ＝ 緊急事態！

_{column} ## 今さらながら，血圧と脈拍の関係

私たちが脈をとる時に指先で感じる脈拍は，収縮期血圧と拡張期血圧の差です。

- 心室が収縮して血液を送り出した時に動脈に加わる圧力＝収縮期血圧
- 心室が拡張して血液を溜め込む時に加わる圧力＝拡張期血圧

この差が，「トクッ，トクッ…」という動きとなって伝わっているのです。この差が大きくなればなるほど，脈拍は強く感じられます。収縮期血圧が高くても，収縮期と拡張期の血圧の差が少なければ，脈拍がそれほど強く感じられることはありません。

通常，脈圧は40〜50mmHg程度ですが，これを大きく超えてくると，心臓の1回拍出量が増加している，血管の弾力性の低下によって血管抵抗が大きくなっているなどの異常が考えられます。

Chapter 4

血圧から
緊急度を見抜く

緊急時は
大ざっぱに数値を
把握する

緊急時に血圧計は
いらない

　血圧値をみるのは何のためでしょうか。その時に何を判断したいかという目的によって，求められる血圧値を読む精度は変わります。

　急変が起きた時，ショックを起こしていないかを見きわめるためには，「血圧がショックの基準（収縮期血圧90mmHg*）を下回っていないか」がわかれば十分です。

　それなら血圧を測らなきゃと，患者さんが倒れている時に血圧計を取りに行ってはいけません！ 取りに行っている間に，病状はどんどん進んでしまうかもしれないからです。まずはナースコールなどで応援を頼み，その場で「大ざっぱな血圧」を確認しましょう。

◉ 大ざっぱに血圧をみる

　大ざっぱな血圧は，脈を触れればわかります。

　まず，手首の橈骨動脈。ここで脈が触れれば，収縮期血圧は「80mmHgはある」と推測できます。ここで触れなければ，上腕動脈で脈を触れます。ここで脈が触れれば，「60mmHgは下回っていない」と推測できます。さらにここでも触れなければ，首の総頸動脈を触れます。ここで触れれば「40mmHgくらいはある」と推測できます（かなり危険な状態です）。

　そもそも脈拍は，「血液が身体の隅々にまで行き届いているのか」を示すサインです。血液を送り出している心臓に近いところほど，そのサインは触知されやすいはずです。橈骨動脈で脈が触れれば，それよりも中枢の上腕や頸部で脈をとる必要はありません。

　一方，心臓の手術後や脳出血後などで，カテコラミンを使って血圧値を管理しなければならない場合などは，Aライン（動脈ライン）をとってリアルタイムモニターを付け，血圧を細かくみていく必要があります（➡P.59）。しかし，そのほうが正確だからといって，すべての患者さんにAラインをとる必要はないですよね。

　臨床では，求められていることをクリアするだけの情報が得られればよいのです。だから，ショックを起こしていないかの判断のためには，「大ざっぱな血圧」だけをみれば十分。血圧計を取りに走る必要はありません。

＊教科書的には収縮期血圧が90mmHg以下をショックといいますが，普段血圧の低い人であれば，80mmHgくらいでショックといえるでしょうし，普段から高い人であれば100mmHgでもショックといえます。臨床的には，収縮期血圧が普段と比べて30〜40mmHg以上低下した場合をショックとする考えもあります。

「血圧はどれくらい？」を脈拍から推測する

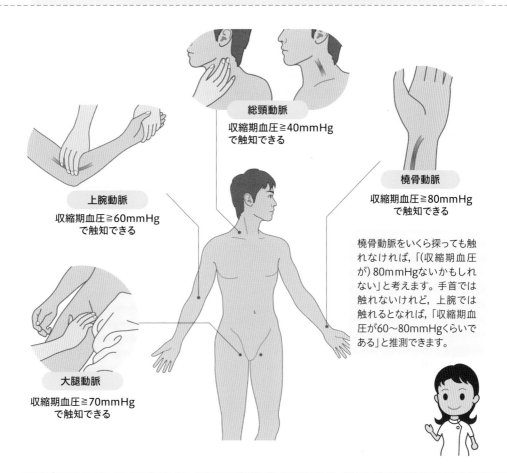

総頸動脈
収縮期血圧≧40mmHg
で触知できる

橈骨動脈
収縮期血圧≧80mmHg
で触知できる

上腕動脈
収縮期血圧≧60mmHg
で触知できる

橈骨動脈をいくら探っても触れなければ，「（収縮期血圧が）80mmHgないかもしれない」と考えます。手首では触れないけれど，上腕では触れるとなれば，「収縮期血圧が60～80mmHgくらいである」と推測できます。

大腿動脈
収縮期血圧≧70mmHg
で触知できる

column 血圧でmmの単位を追う必要はない

　脈拍の触知から「収縮期血圧が60～80mmHg」などと推測するのは，幅が広すぎるように思えるかもしれません。しかし，生体の揺らぎで血圧は±5mmHg程度変化しますし，器械の精度も±5mmHg程度の誤差が許容されています。「60～80mmHg」は「70mmHg±10mmHg」ということですから，誤差と揺らぎの範囲の可能性があります。ショックなどの緊急事態を判断するためには，十分な値といえるでしょう。

　ちなみに，フランスでは血圧の単位は「mmHg」ではなく「cmHg（cm水銀柱）」で表されます。日本や米国では「126/84mmHg」というところを，フランスでは「8/13cmHg」といいます（フランスでは拡張期から先に読みます）。日本や米国に比べて，フランスは単位が一段階"ぬるい"んですね。でもフランスのプライマリケアの質は，世界トップクラスといわれます。血圧でmmの単位までこだわっても仕方がない，cmのレベルで十分ということです。mmの単位にこだわって血圧計を取りに行くくらいなら，バイタルサインの急な変化はないのかを確認するなど，次に必要なことをすべきです。

見た目だけでショックは判断できない

ショックとは，必要なだけの血液が身体の隅々までめぐっていない状態です。これが血圧の低下として現れます。症状の現れ方から分類すると（症候学的分類），ショックはコールドショックとウォームショックに分けられます。

◉ コールドショックは見た目で気がつきやすい

コールドショックの典型例としては，心筋梗塞などにより心臓からの出力が下がる心原性ショック，大血管の破綻により心臓からの出力が下がる出血性ショックがあります。いずれも必要な量の血液が身体の末端まで届きませんから，手足などの末端は白く，冷たくなります。顔の血色も悪くなるため，ショックの可能性がすぐに思いつきます。

コールドショックが起こるメカニズムを簡単に確認しておきましょう。心臓から血液を送り出す力（拍出量）が落ちると，何とか血圧を維持しようと身体の代償機転が働き，心拍数が上がります。1回拍出量の減少を回数でカバーしようというわけです。

でも，回数でカバーするにも限度があります。そうなると次は，手先・足先の血管をギューッと締め付け，つまり末梢血管抵抗を上げることで，血流を身体の中心部に絞り集めようとします。その結果として，四肢の蒼白や冷感が現れるのです。それでも血圧が維持できない場合に血圧は下がります。この一連の出来事があっという間に起こり，代償機転が機能しきれなくなった状態がコールドショックです。

◉ 手足の血色が良いから「ショックではない」とは限らない

見た目で見逃しやすいのがウォームショックです。ウォームショックでは，顔の血色も良く，手足を触ってみると温かいので，血圧が低くてもショックの可能性を低く見積もってしまいがちです。

例えば，敗血症時のエンドトキシンショック（敗血症性ショック）の場合は，エンドトキシンが放出されることで末梢の血管が一挙に拡張します。すると四肢の末端に血液の行き先がたくさんできるので，血液はそこに居座ってしまい，身体の中をめぐる血液が足りなくなります。そのため初期の段階では手足の色は良く，ポカポカと温かいままですが，血液は末梢に溜まっているだけで循環に関わっていないため，血圧は全然上がらないのです。

この時も代償機能は働きます。末梢血管抵抗の急激な低下を心拍出量の増加で代償しようとしますが，それでもカバーしきれず血圧が下がった状態がウォームショックです。

ショックの原因と症状の現れ方を整理してみる

病態（原因・メカニズム）による分類

心原性	心臓のポンプ機能低下によるショック。心筋梗塞や心筋症などを原因とする心筋性と，弁の不調などによる機械性に分けられる。
循環血液量減少性	全身の血液量が減少してしまうことで生じるショック。大量の出血や脱水，外傷などが原因となる。
心外閉塞・拘束性	心臓ではなく，ほかの臓器の障害により心臓のポンプ機能が低下することで生じるショック。心タンポナーデや肺塞栓，緊張性気胸などが原因となる。
血液分布異常性	身体の一部で血管が拡張し，その分全身をめぐる血液量が足りなくなることによるショック。敗血症やアナフィラキシーショック，感染症などが原因となる。

症候学的分類と症状の現れ方

		血圧	心拍数	尿量	末梢の皮膚温
コールドショック	心原性ショック	⬇	⬆	⬇	⬇
	出血性ショック				
ウォームショック	アナフィラキシーショック	⬇	⬆	⬇	⬆
	エンドトキシンショック（敗血症性ショック）				
	神経原性ショック				

代償機転により心拍数は増え，血圧が下がれば尿量は減ります。コールドショックとウォームショックの違いは末梢の皮膚温です。

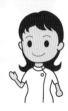

---

column

5Ps（ショックの5徴候）がないだけでショックは否定しきれない

ショックに特徴的な徴候は5Ps（Pallor：蒼白，Prostration：虚脱，Perspiration：冷汗，Pulselessness：脈拍触知不能，Pulmonary deficiency：呼吸不全）と呼ばれます。

ウォームショックの場合，蒼白も冷汗もないから大丈夫と考えると，急変を見逃すことになります。これを避けるためには，患者さんに触れて脈を確認します。橈骨動脈が触知できれば，とりあえずショックはなさそうだと判断できます。自分の五感を活用すれば，少なくとも極端なバイタルの逸脱はわかるということです（➡p.91）。

脈圧が増大していれば，意識や脈拍も注意深く確認を！

　通常，血圧の数値を1つだけ言われたら，それは収縮期血圧の値です。収縮期血圧は心室がギュッと収縮して，血液が全身に送り出される時に血管にかかる圧力の大きさを示しています。拡張期血圧は，心室が血液を送り出し終わり，再び血液を溜め込むために拡張していく時の圧力の大きさです。

⊙ 脈圧が増大している時，どのような可能性を考えるか

　心臓の出力の大きさを直接反映するのは収縮期血圧なので，拡張期血圧の値自体が問題になる場面はほとんどありません。注意しておきたいのは，収縮期血圧と拡張期血圧の差（脈圧）が開いている時です。

　脈圧が増大している時，可能性として考えておきたいのは大動脈弁閉鎖不全症（AR：aortic regurgitation）です。大動脈弁閉鎖不全症とは，大動脈弁がしっかりと閉じないために，左心室から出ていこうとした血液の一部が逆流して戻ってしまう疾患です。血液が溜まることで負荷がかかった左心室は拡張・肥大し，拡張期血圧は下がります。一方で，送り出す血液の不足を補おうと収縮期血圧は上がるので，脈圧が大きくなるのです。

　また，急に起こった意識障害とともに脈圧が大きい場合，頭蓋内圧亢進症の悪化によりクッシング現象を起こしている可能性も考えられます（➡p.50）。脈圧が大きいと脈拍は力強く触知されますが，これは「脈がしっかりしているから安心」ではなく，とても危険なサインです。すぐにドクターコールし，速やかに頭蓋内圧を下げる治療を開始する必要があります。

⊙ 看護師は「数値を見て記録するだけのロボット」ではない

　拡張期血圧の値のみで判断できることはほぼありません。前述のクッシング現象であれば，急な意識障害，血圧上昇，脈圧の増大，徐脈などのサインを総合して判断されます。

　これはほかのバイタルサインも同じです。血圧だけ，呼吸数だけで何かを判断するのではなく，患者さんの全体像を把握すること。これは看護師として当然のことです。

　例えば脈を触知する時に手首に触れたら，大まかな体温はわかります。同時に顔色や話し方もみているでしょう。そこから気になる異変を見つけたら，その理由をバイタルサインをとることで裏づけたり，共通の言葉にして記録します。数値だけを見て考えることをしなければ，私たちは「数値を見て記録するだけのロボット」になってしまいます。

血圧は血液による「血管への圧力の大きさ」を反映している

収縮期血圧	拡張期血圧
心室がギュッと収縮し，血液が送り出される時に血管に生じる圧力	血液を送り出し，心室が拡張した時に血管に生じる圧力

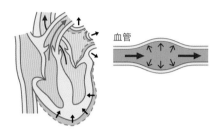

血管

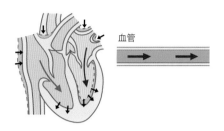

血管

大動脈弁閉鎖不全症が起こると…

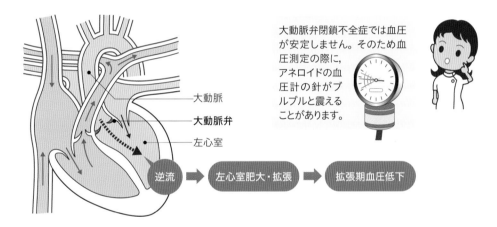

大動脈弁閉鎖不全症では血圧が安定しません。そのため血圧測定の際に，アネロイドの血圧計の針がブルブルと震えることがあります。

大動脈
大動脈弁
左心室

逆流 ➡ 左心室肥大・拡張 ➡ 拡張期血圧低下

---

column

血圧を細かく管理しなければならない時

　脈圧がどれくらいあったら危険かについては，細かな数値で示すことはできません。そもそも血圧値には個人差がありますし，臨床では呼吸数や意識状態などと組み合わせて患者さんの状態を判断するからです。

　一方で，心臓の手術後など血圧を細かく管理しなければならない時もあります。心臓の手術後は，「循環を保つためにこれより下がると困る」「心臓に負荷をかけすぎないためにはこれ以上上げてはいけない」という範囲が決められます。その範囲が保てるよう，カテコラミンを微量ずつゆっくりと押し出す注射器で投与し，血圧が上がりすぎたらゆるめ，足りなければ少しスピードを上げて調整していきます。その際には動脈にカテーテルを挿入し，リアルタイムの血圧を見ていく必要があります（観血的動脈圧測定）。

血圧の左右差，上下肢の差が重要なサインのことがある

⦿上肢の血圧に左右差がある時は，大動脈解離の危険性も

　血圧に極端な左右差（目安として15〜20mmHg程度）があれば，太い血管のトラブルが起きているか，これからトラブルが起きる可能性があると考えます。血圧の左右差が10mmHg程度で，特にほかに症状がなければ生体の揺らぎの範囲と考えられますが，20mmHgもの差があれば，普通ではないと考えたほうがよいでしょう。特に胸部や背部に急に強い痛みがあり，血圧に極端な左右差がある際は，生命に関わる疾患として大動脈解離をまず考えるべきです。

　大動脈解離とは，何らかの理由で血管壁（内膜）に傷がつくことで血管の内膜と外膜の間（中膜）に血液が流れこみ，血管壁が末梢方向に向けて裂けてしまう疾患です。さらに血管の外膜が破れてしまうと，大出血を起こします（大動脈破裂）。

　血圧に左右差が生じるかは大動脈解離を起こした場所によりますが，大動脈弓で左右に分岐する動脈のどちらかが大動脈解離によって狭窄を起こした場合は，血圧に左右差が生じます。

　ここで注意しなければならないのは，「大動脈解離＝血圧に左右差がある」と1対1のイコールでつなげてしまわないこと。大動脈解離があっても血圧に左右差がない場合もあるし，左右差があっても大動脈解離がないことはいくらでもあります。

⦿上下肢の血圧に差がある時は，下肢の循環不全を考える

　では，上肢と下肢の血圧の差が大きい場合はどのようなことが考えられるでしょうか。通常は，前腕で測定した血圧よりも，下腿で測定した血圧のほうが高めです。これは身体を起こしていても，横になっていても同じです。下肢のほうが体積が大きく，循環する血液の量が多いからです。上肢のほうが血圧が高い場合は，上肢だけが高くなってしまうことは考えられないので，下肢の血圧が下がっている，つまり下肢に循環不全があると考えます。

　下肢の血圧は測定していないからわからない，と考えるかもしれません。しかし本来，フィジカルアセスメントは「決められたものだけをルーティンでみる」ものではないはずです。例えば，手足が冷たい，足の色が悪いなどがみられたら，下肢の循環不全を疑って下肢の血圧を測定してみる。そこで上肢の血圧と比べて極端に低ければ，下肢の循環不全があると考える。それがフィジカルアセスメントであり，急変のサインを見抜くことにもつながります。

　「バイタルサインを測定しました，どうしましょう」というのは順番が逆です。「何をみるのか」という意図をもって行うのがフィジカルアセスメントなのです。

大動脈解離・大動脈破裂は，血管の内膜に亀裂が入ることで生じる

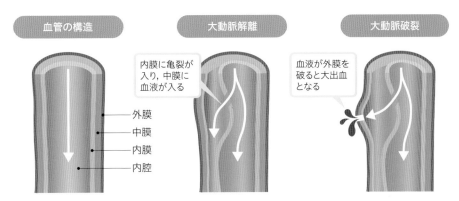

血圧の左右差が大きい場合，太い血管のトラブルが起きていると考えます。その時真っ先に思い浮かべなくてはいけないのが，大動脈解離です。大動脈解離は生命に直結する疾患です。

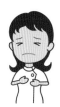

大動脈解離が起こっても血圧に左右差が生じるとは限らない

動脈弓で左右に分岐する血管のどちらかに解離や破裂が起こると，そちら側の血圧が下がり，左右の血圧に差が生じます。

下行大動脈は横隔膜を越えるまでは大きな血管の分岐がなく1本のパイプのようなものなので，ここで大動脈解離が起こっても血圧に左右差は生じません。

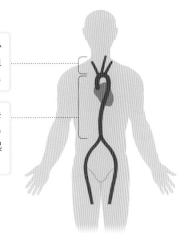

初めての血圧測定は左右で確認する

　入院時や訪問看護で初めて患者さんの血圧を測る時は，片方だけではなく，左右の腕で血圧を測っておきましょう。通常，臨床ではあまり行われていないかもしれませんが，左右での血圧測定は，太い血管にトラブルがないかをスクリーニングするための有効な手段になります。そこで差が10mmHg以内にとどまっていれば，以降はどちらか片方で測定すれば大丈夫です。

Chapter 5

体温から
緊急度を見抜く

「普段」との違いと
経時的な変化が
判断のカギ

体温は「普段」との違いと変化をみる

　体温も呼吸数や脈拍数と同様，大よその状態は私たちの五感でわかります。体温計に「39℃」と表示されても，身体に手を当ててそこまで熱い感じがしなければ，体温計よりも自分の感覚を信用すべきです。体温計の当て方が十分でなく，体温が低く出る場合もありますが，触ってみれば極端に低いかどうかはわかります。

　少し気をつけなければならないのは，長期臥床していて身体の下敷きになっているところや，エアコンの風に吹きさらされた部位などで測定した時です。そういった場合は，うつ熱や寒冷曝露などの影響で正確な値が出ないことがありますが，私たちはそのような時，無意識にほかの部位にも触れて体温を確認しているはずです。

　体温についてはそれ単体で，その場で何かを判断する場面はあまりありません。体温をみるポイントは2つあります。1つめは，その人の「普段」との違いをみること，2つめは経時的な変化をみることです。

◎「普通」かどうかよりも「普段」と比べてどうか

　体温は，「普通」かどうかよりも，その人の「普段」と比べてどうなのかが大切です。高齢者は一般に，普段の体温（平熱）が低めです。平熱が36.8℃くらいの人が37℃あってもあまり体調に変化を感じないかもしれませんが，普段の体温が35℃台の人が37℃を超えると，つらいと感じることが多いでしょう。

　体温の判断基準は「普段」との差です。ベースラインにその人の普段の体温に関する情報があると，患者さんの状態を判断するのに大変有効です。

◎「変化」から身体の状態の大きな傾向をみる

　もう1つのポイントは，体温の変化です。

　現在の体温が何℃かという情報も大事ではありますが，どのくらいのスピードで変化しているか，全体的な経過はどうか，なども重要な意味を持ちます。例えば，マラリア感染症の場合は72時間ごと，あるいは48時間ごとの熱発作と解熱を繰り返すことが特徴です。

　体温は瞬間的に変わるデータではない分，大きな流れをみることができるという意味で，おろそかにできない情報なのです。

その人の「普段」との差をみる

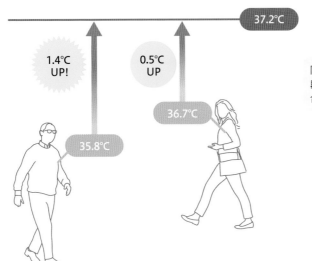

37.2℃

1.4℃ UP!

0.5℃ UP

36.7℃

35.8℃

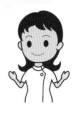
同じ37.2℃でも，その人の普段の体温によって変化の度合いは大きく異なります。

「変化」をみる

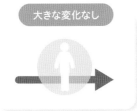
大きな変化なし

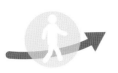
上昇傾向？

急激な上昇！

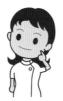
「変化なし」も重要な情報です。

急激な上昇があれば早急な対応が必要です！
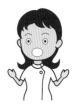

column

39℃を超えても脈拍数増加が伴わない場合

　通常，体温が上昇すると脈拍数は増加しますが，体温上昇に脈拍数増加が伴わない場合は「比較的徐脈」といわれる状態です。定義はいくつか提唱されていますが，一般的な目安として，体温が39℃を超えているにもかかわらず心拍数が110回/分を下回っている場合が該当します（37〜38℃での評価は難しいとされています）。

　原因としては，腸チフス，パラチフス，レジオネラ，ブルセラ，リケッチアなどの感染症のほか，悪性腫瘍，悪性リンパ腫，中枢神経疾患などがあり，βブロッカー使用や薬剤熱の可能性も考慮すべきです。

2 体温の上昇とともに呼吸数も増えたら，敗血症を考える

◉ 感染症で発熱，脈拍数と呼吸数は変化する？

　体温と呼吸数の状態を組み合わせてみていくことは，臨床的に非常に大切です。普通，感染症で発熱すると，脈拍数は早くなります。これは体温を高めて心拍数を増加させるカテコラミンの作用によるものです。ただし，カテコラミンは呼吸数には直接影響を与えません。呼吸器の感染症でもない限り，感染症で脈拍数が増えることはあっても呼吸数は増えないのです。「体温が上がって脈拍数が増えると，代謝が高まって呼吸数も増えるのでは？」と思われがちですが，呼吸数は増えません。

◉ 発熱＋呼吸数が増えるのは危険なサイン

　しかし現実に，感染症が疑われて発熱し，脈拍数が増えて，呼吸数も大きく増えることがあります。そうなると，呼吸数が増えるのはカテコラミンが増えたせいではなく，ほかの理由によるものと判断できます。

　何があったら呼吸数が増えるのかというと，エンドトキシンの作用が考えられます。エンドトキシンが出てくるのは，敗血症の時です。敗血症は全身に炎症が広がってしまう，とても重篤な感染症です。

　体温の上昇とともに呼吸数も増えているようであれば，これは単なる発熱ではなく，「とんでもない発熱」として構えなければなりません。例えば高齢の患者さんの場合，熱はあまり大きく上がらないかもしれません。脈拍数が増えることもよくあります。でも呼吸数も増えていって，特に呼吸器の問題ではなさそうならば，赤信号です。

　ここでも，体温と並んで呼吸数という情報がいかに大切かがわかります（➡p.22）。呼吸数や体温の情報がひとこと残っていることで，急変のサインに気づくことができるのです。

◉ 体温だけでなく呼吸数の記録は必須！

　呼吸数の記録は毎回端数までの情報は不要ですが，特に変化がなくても何も書かないのではなく，せめて「少なめで12回くらい」「多めで18回くらい」などとひとこと書いておきましょう（➡p.94）。空欄は「異常なし」とイコールではありません。空欄は「情報がない（確定していない）」として扱われます。

　普段から少し意識して呼吸数をカウントすることを習慣にしておけば，その患者さんをパッと見ただけで大よその数がわかるようになります。この感覚を忘れずにいれば，バイタルサインを急変の予測に役立てることができます。

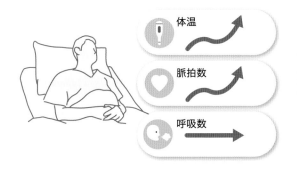

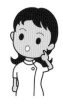

体温が1℃上昇するごとに脈拍数は10〜15回/分程度増加するとされています。

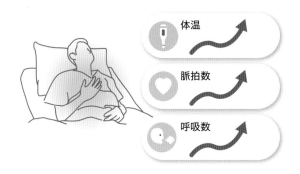

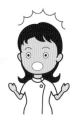

体温や脈拍数と一緒に呼吸数も増加していたら敗血症が疑われます。

「看護師だからこそできること」をしよう

　体温や呼吸数，脈拍数などのバイタルサインの数値を情報として集めることは，誰にでもできます。設定さえしておけば，機械にもできるでしょう。

　私たち看護師に求められるのは，「得られた情報を解釈する力」です。例えば，収縮期血圧が80mmHgだった場合，普段から血圧が低い人であれば正常範囲と捉えますが，普段収縮期血圧が150mmHgを下回らないような高血圧の患者さんだったら，降圧薬が効きすぎているのではないかなどと考えます。急激な血圧の低下からふらつきがないかも確認するでしょう。これは普段からモニタリングされたバイタルサインをもとに，得られた情報を解釈しているのです。あるいは，体温が高い場合，前述したような脈拍数や呼吸数と発熱の関係が頭に入っていれば，脈拍数と呼吸数を確認し，緊急度を判断し，次の行動を計画立案することもできるでしょう。

　バイタルサインを記録しているのは，検温表を埋めるためではありません。それぞれの数値の意味を考え，そこから得られる情報を解釈することこそが，私たち看護師の仕事です。誰にでもできる仕事は，いずれ機械にとって代わられます。看護師だからこそできる仕事を身につけましょう。

Chapter 6

意識レベルから
緊急度を見抜く

急変に関わる
第5の
バイタルサイン

意識レベルを測るスケールは
あれこれ使わなくていい

　古典的なバイタルサインは，ここまで説明してきた呼吸，脈拍，血圧，体温の4つですが，5つ目を挙げるなら，意識レベルです。一般的な急変の基準の中に「意識レベルの障害（意識障害）」が挙げられているように，意識レベルは急変に大きく関わります。

◉コーマ・スケールは意識レベルを表す共通の物差し

　では，「意識障害」ってなんでしょう？　意識障害はとても広い意味をもつ言葉で，意識が清明でなければすべて意識障害です。まったく反応のない深昏睡も，ただぼんやりしているのも意識障害ということになります。

　また，意識障害には傾眠，昏睡，深昏睡といったレベル分けがありますが，どこから傾眠で，どうなると昏睡となるのか，判断する人によって異なる可能性があります。

　さらに，意識障害のある人に1人の看護師がずっとそばにいて観察できるわけではありません。経過とともにどう変化したかという情報をシェアするためにも，同じ物差しが必要です。そこで，コーマ・スケール（coma scale＝昏睡の度合いを測るスケール）が使われます。

◉覚えておくべきはGCSとJCS

　コーマ・スケールは世界中にたくさんありますが，すべてを覚える必要はありません。もし病棟や患者さんに応じて特殊なものを選んでしまったら，情報を交換する際に，みんなが使っているものに結局言い換える必要があるからです。

　数あるスケールの中で，世界的に圧倒的ナンバーワンのシェアをとっているのは，グラスゴー・コーマ・スケール（GCS：Glasgow Coma Scale）です。国内でもう1つ，メジャーなスケールはジャパン・コーマ・スケール（JCS：Japan Coma Scale）でしょう。臨床ではこの2つのコーマ・スケールの特長と，スケールの使い分けについて押さえておけば十分です。

　GCSやJSCを含め，どのスケールも意識障害を測る観点は同じです。目を開けているか，言葉はどうか，動きはどうか。それらの観点から「周囲を知り」「判断して」「出力する」ために必要な目の覚め具合を測っているのです。異なるのは，それを整理する仕組みだけです。

グラスゴー・コーマ・スケール (GCS)

開眼 eye opening：E		言語反応 verbal response：V		運動反応 best motor response：M	
自発的に開眼する	4	見当識の保たれた会話	5	命令に従う	6
呼びかけで開眼する	3	会話に混乱がある	4	合目的的な運動	5
痛み刺激を与えると開眼する	2	混乱した発語のみ	3	逃避反応としての運動	4
開眼しない	1	理解不能の音声のみ	2	異常な屈曲運動 (除皮質硬直)	3
		なし	1	伸展反応 (除脳硬直)	2
				まったく動かない	1

注) 開眼，言語，運動の各項の反応の合計をコーマ・スケールとし，深昏睡3点，正常者では15点となる。
　　一般に8点以下を重症例として扱うことが多い。

▶ **点数が低いほど重症**

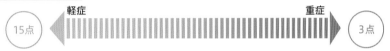

軽症　　　　　　　　　　　　　　　　　　重症

15点　　　　　　　　　　　　　　　　　　3点

▶ **合計点のみで伝えると，患者の細かな情報が伝わりにくい**

「開眼3点，言語反応3点，運動反応4点」でも
「開眼4点，言語反応2点，運動反応4点」でも

GCS 10点
です。

▶ **それぞれの項目について点数をとっていくと，経時的な状態の変化を追うことができる (➡p.72)**

ジャパン・コーマ・スケール (JCS)

Ⅲ｜刺激しても覚醒しない		Ⅱ｜刺激すると覚醒する*		Ⅰ｜覚醒している	
300	まったく動かない	30	痛み刺激でかろうじて開眼する	3	名前，生年月日が言えない
200	手足を少し動かしたり顔をしかめる (除脳硬直を含む)	20	大きな声または身体を揺さぶることにより開眼する	2	見当識障害あり
100	はらいのける動作をする	10	普通の呼びかけで容易に開眼する	1	清明とはいえない

＊覚醒後の意識内容は考慮しない。　R：不穏　I：糞尿失禁　a：自発性喪失を別に表示する (例：30-R, 3-I, 3-a)

▶ **点数が大きいほど重症**

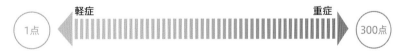

軽症　　　　　　　　　　　　　　　　　　重症

1点　　　　　　　　　　　　　　　　　　300点

▶ **患者の状況が感覚的に伝わりやすい**

JCS 100
です。

➡ 目は開けないが，はらいのけるなどの
合目的的な運動はできる状態，と判断できる

▶ **20と30，2桁と3桁の間 (30と100の間) には，ほかと比べて大きな違いがある (➡p.74)**

2 GCSは意識障害の程度を クリアに点数化する

⊙「周りを知り」「判断して」「出力する」ことができるか

GCSは評価項目がある程度丁寧で，使いにくいほど細かすぎず，非常に合理的にできています。目を開けているか（E：eye opening），言葉による反応はどうか（V：verbal response），動きによる反応はどうか（M：best motor response）について，独立して点数をつけます。これらの3つは，私たち人間が生きていくために必要な「周りを知り」「判断して」「出力する」ことができるかを観察しています。

• 目を開けているか ── 「周りを知ることができるか」をみる

まず，開眼（E）です。周りを知る（情報を入力する）ために，私たちは音を聞いたり匂いをかいだりと五感を使いますが，実際には目から入る情報が6～8割を占めています。目を開けていなければ情報の入りようがないわけです。

• 言葉による反応はどうか ── 「判断できるか」をみる

言語反応（V）では，頭の中で言葉というラベルのやり取りができるかをみます。

例えば，「赤いりんご」や「酸っぱい梅干し」と言われた時，実際は目の前に何もなくても，それが何であるかを理解することができます。これは言葉というラベルで情報を判断し，やり取りしているからです。この言語操作は，中枢神経ならではの働きです。

• 動きによる反応はどうか ── 「出力できるか」をみる

運動反応（M）では，出力できるかを運動の状態によって判断します。

⊙合計点で伝えると，細かな情報が伝わりにくい

GCSではそれぞれ独立して点数をつけ，合計点を出します。ただ，「GCS 12点の患者さんです」とだけ伝えると，「E4V4M4」なのか，「E4V3M5」なのかわかりません。せっかく別々に点数を出しているのですから，開眼，言語，運動の点数を経時的に追っていくとよいでしょう。意識障害がどの部分でどのように改善（あるいは悪化）しているのかがわかります。

意識障害の状態の推移よりも，その時の患者さんの状態をすぐ伝えたい場合は，切れ味のいいスケールのほうが便利です。それが次に説明するジャパン・コーマ・スケール（JCS）です。

GCSで経時的に意識状態をみていく

	日時			
	7/28 9:00	7/28 10:00	7/28 11:00	7/28 12:00
開眼（E）	2	2	3	4
言語（V）	3	3	4	4
運動（M）	4	4	4	4
合計	**9**	**9**	**11**	**12**

徐々に意識状態は改善していますが，運動反応（M）は変化していないことがわかります。

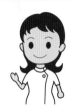

	日時			
	7/28 9:00	7/28 10:00	7/28 11:00	7/28 12:00
開眼（E）	4	3	1	1
言語（V）	3	3	2	2
運動（M）	4	4	3	3
合計	**11**	**10**	**6**	**6**

意識状態が急激に悪化していることがわかります。緊急の対応が必要です。

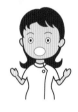

column

痛み刺激はどこでみる？

　開眼（E）の程度をみる時の「痛み刺激」は，確実に「痛い」方法でないと意味がありません。「痛い」と感じさせるためには，「面積の狭いところに」「集中的に」力を加えます。

　方法としては，患者さんの爪の下方，半月と呼ばれる白い部分に自分の親指の爪の先を垂直に当て，キュッと押します。これは相当痛いです。ただし，患者さんに末梢神経障害などがあり手先が痺れていたら，その刺激が脳に届いていないことも考えられます。その場合は，末梢神経障害が起こる確率の低い，身体の正中にある胸骨をゴリゴリと圧迫します。あるいは眼窩の上縁をグイっと押すこともあります。

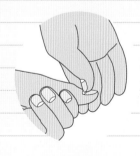

　でも，人間は身体の中心部を触られたりするのは，本能的にすごく嫌なことですよね。たとえ相手が意識障害のある人でも，そのことを忘れてはいけません。痛み刺激を与えて目を開けたら評価は成り立ったので，そこですぐにやめて，「痛くしてごめんなさい」という気持ちはもってほしいです。患者さんの尊厳は決して無視せず，でも医療者として確認すべきことを確認する，これは常に両立すべきことです。

JCSは意識障害の状態像を感覚的に伝える

点数のみで意識障害の状態を伝えるGCSに対して，JCSは1つの評価点と患者さんの状態像を1対1で伝えることができます。例えば，「JCS 100」といえば，「目は開けないが，はらいのけるなどの合目的的な運動はできる」という情報をやり取りでき，感覚的にわかりやすいのです。その分，各段階の判断基準の丁寧さには目をつぶらざるをえません。

⦿ JCSの各段階の差は，均一ではなく幅がある

JCSでは，目の前の患者さんがどの段階にあるかの判断が，判断する人によって多少異なることがあります。例えば「普通の呼びかけで目を開けた（10）」か，「大きな声の呼びかけで目を開けた（20）」かどうかは，判断が分かれることがありそうです。実際には，これを「10〜20くらい」と伝えても，臨床上，大きな問題はありません。しかし，このようにアバウトに伝えてはいけない境目があります。それが「20と30の間」と「2桁と3桁の間（30と100の間）」です。

「大きな声または身体を揺さぶることで目を開ける（20）」レベルは，日常でもよく経験することです。学生が授業中に眠くなり，友だちに肩を叩かれたり声をかけられたりしてハッと目を覚ますことは，日常の場面としてあるでしょう。でも「大声で呼びかけてもまったく起きず，バンバン叩いてようやく目を開ける（30）」ような状態は，かなり心配な状況です。同様に，「痛み刺激でかろうじて目を開ける（30）」状態と，「目を開けず，はらいのける動作しかしない（100）」の間にも，深い溝があります。ここはしっかりと判断しないといけません。

「1・2・3・10・20…300」という段階の差は，均一ではないのです。

⦿ JCSとGCS，みているものは同じ

JCSとGCSの関係をみてみましょう。JCSの桁数（Ⅰ・Ⅱ・Ⅲ）はGCSの「目を開けているか（E：eye opening）」に相当しています。目を開けていれば1桁（1・2・3），何かしらの刺激で開ければ2桁（10・20・30），まったく開けなければ3桁（100・200・300）となります。

GCSの言語反応（V：verbal response）は，JCSの1桁のところにだいたい反映されています。運動反応（M：best motor response）はJCSの3桁あたりにちりばめられています。つまり，JCSを要素分解したものがGCSといえます。

結局のところ，観察しているのは「周りを知り」「判断して」「出力する」ために必要な目の覚め具合であり，JCSとGCSでみているものは同じです。

JCSの段階の差は一定ではない

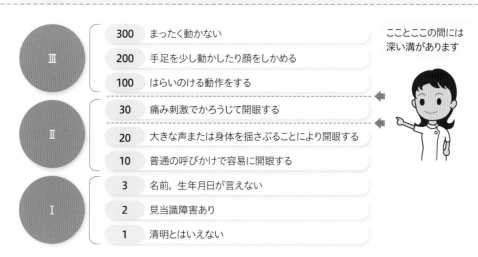

Ⅲ		
	300	まったく動かない
	200	手足を少し動かしたり顔をしかめる
	100	はらいのける動作をする

こことここの間には深い溝があります

Ⅱ		
	30	痛み刺激でかろうじて開眼する
	20	大きな声または身体を揺さぶることにより開眼する
	10	普通の呼びかけで容易に開眼する

Ⅰ		
	3	名前，生年月日が言えない
	2	見当識障害あり
	1	清明とはいえない

JCSとGCS，みているものは同じ

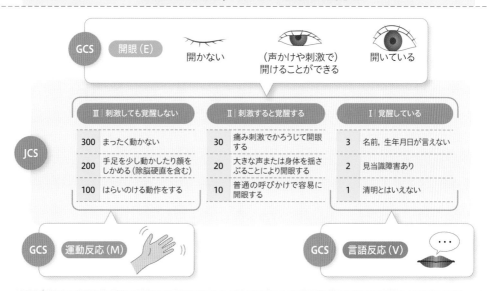

コーマ・スケールは特長を知り，使い分ける

　何にでも使える万能のスケールはありません。私たちの体重を計測するのに，キッチンスケールや，動物園にある象用の大きな体重計は使わず，ヘルスメーターを使いますよね。スケールは，目的に合ったものを選ぶ必要があります。

　例えば，脳血管障害を起こした患者さんの状態を切れ味よく伝えたい時は，「JCS 20」と伝えれば，感覚的に現在の状態が伝わります。遷延性意識障害などで意識障害の状態の程度や変化を細かく把握していく必要があれば，GCSで各項目の数字の変化を追うことで，同じ情報を共有することができます。

意識障害は何より
「緊急度」を優先する

　意識障害を起こした患者さんをみる診療科というと，脳外科（脳神経外科）や神経内科（脳神経内科）が思い浮かぶかもしれません。でも実際は，意識障害の6〜7割は全身疾患によるものです。低血糖，高血糖，低体温，低酸素，ホルモン異常，電解質異常，中毒など，これらはすべて全身疾患です。「意識障害＝頭の中の問題」と考えると検索範囲が狭くなるので，全身疾患の可能性も考えてアセスメントしましょう（AIUEO TIPS➡p.79）。

◉「症状に左右差がある」→「局在性のある疾患」と考える

　意識障害のある患者さんで，片側麻痺があるなど症状に左右差がみられれば，全身疾患よりは脳血管障害などの可能性が高いです。梗塞によってどこかで血流が止まった場合などは左右差が出ることがありえますが，基本的に高血糖や低血糖，ホルモンや電解質の問題で症状に左右差が現れることはありません。「左右差がなければ必ず内科系」とはいえませんが，「左右差があれば外科系につなぐことが多い」と思って間違いはないでしょう。左右差に気がつくのは臨床でとても大事なセンスなのです（ただし，低血糖発作での脱力のごく初期は左右差が認められる場合もあります）。

　そして，脳に原因のある意識障害とわかったら，1分1秒を争います。すぐに脳外科につなぎましょう！　脳で起きたトラブルが脳ヘルニアまで進んでしまったら，回復は難しくなります。

◉低血糖か高血糖か，わからなかったらまずは糖を入れる！

　全身疾患による意識障害の原因としてよくあるのは，低血糖や高血糖です。

　インスリンを使っている人が意識障害を生じた場合，2つの可能性が考えられます。1つはインスリンが効きすぎた低血糖によるもの，もう1つがインスリンの効きが悪い高血糖による昏睡です。ここで血糖値を測定し，結果を見て低ければ糖を足し，高ければインスリンを入れる，というのは理屈の話です。現実の臨床実践場面では，結果を待たずに迷わず糖を静注します。なぜなら人間は高血糖では死なないからです。でも重度の低血糖になれば，生命に関わります。糖を投与した後に血糖値を測り，600mg/mLある昏睡だったとしても「余計な糖が入った」で済みます。しかし，血糖値が20，30mg/mLまでに下がっていたとしたら，あと10秒早く糖が入ったら助かったのに，ということは起こりえます。

　このような状況の時は，「正しく判断する」ことよりも，緊急度を優先させます。大切なのは，生命を守るために時間との戦いに負けないことです。

意識障害の原因は？

脳や神経系の疾患

- 脳出血
- 脳幹出血
- 脳幹梗塞
- 小脳出血
- 小脳梗塞
- くも膜下出血
- 硬膜下血腫
- 脳膿瘍
- 脳炎
  …など

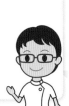

大まかなイメージですが，意識障害の原因が脳にあることは少数です。

全身疾患

- ショック（心筋梗塞，大出血など）
- 薬物，毒物
- 無酸素ないし低酸素血症
- DIC
- 全身性感染症
- 糖尿病性高血糖
- 重症膵炎
- 内分泌疾患
- 低血糖
- ビタミンB₁欠乏：ウェルニッケ脳症
- 酸塩基平衡および電解質異常
  …など

インスリン使用中の人が意識障害を起こしたら？

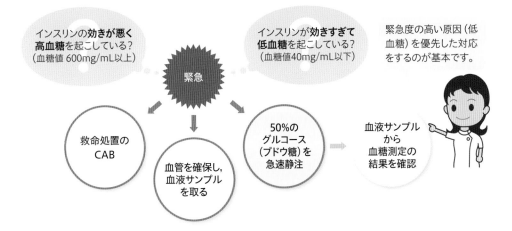

インスリンの効きが悪く**高血糖**を起こしている？（血糖値 600mg/mL以上）

インスリンが効きすぎて**低血糖**を起こしている？（血糖値40mg/mL以下）

緊急度の高い原因（低血糖）を優先した対応をするのが基本です。

緊急

救命処置のCAB

血管を確保し，血液サンプルを取る

50%のグルコース（ブドウ糖）を急速静注

血液サンプルから血糖測定の結果を確認

column

低血糖の原因は，ほぼインスリンの過剰投与

「お腹が空いて低血糖で倒れそう」と言う人がいますが，インスリンを使っていない人が血糖値の下がりすぎで意識を失う，ということはまずありません。低血糖は生命に関わるからこそ，ステロイドホルモンも成長ホルモンも血糖を上げるように作用しますし，手術や広範囲な熱傷など身体的なストレスが加わった際には，より安全な高血糖へと傾きやすいのです。このように，人の身体にはあの手この手で血糖値を上げる仕組みがあるのです。

　このような備えに逆らって血糖が低下するのは，外からインスリンが投与された場合，インスリンの分泌を高めたりインスリンへの感度を高める血糖降下薬を用いた場合しかありません。例外として，インスリンを過剰に分泌する腫瘍であるインスリノーマがある場合は，自分の身体の中でインスリン注射を持続注射しているようなものですから，低血糖になることがあります。

病巣が脳幹に
及んでいないかをみる

　意識障害の原因が全身疾患であることが否定されれば，頭の中でのトラブル，つまり脳の重篤な病態を示している可能性があります。ただし，よほど広範囲の脳梗塞や急激な脳出血を起こさない限り，大脳半球で起こったトラブルでは重い意識障害にはなりません。

　また，意識障害の程度は病巣の大きさには関係しません。大きさよりもどこで起きているかに影響されます。ピンポイントで非常に意識障害の程度が重くなる部位は，脳幹です。

⦿ 脳幹は生命を守る最後の砦

　人間は，脳幹にある毛様体賦活系に「起きろ，起きろ」と常に起こされていないと，眠ってしまいます。脳幹は脳の奥深くに位置し，生命維持に関わる呼吸・循環を調節しています。意識を司っているのも脳幹です。脳幹は，まさに生命を守る最後の砦なのです。

　病巣が脳幹に及んでいたら，状態はかなり厳しいと言わざるをえません。病状はかなり重く，意識障害の程度は強く，予後も厳しいものになります。ですから意識障害のある患者さんについては，まず脳幹の機能が保たれているか，脳幹が病巣に巻き込まれていないかをみます。これはその先の対応を考えるために非常に大事な情報となります。

　病巣が脳幹に及んでいるかを判断するための手がかりは2つあります。1つは呼吸パターンの変化，もう1つが対光反射をはじめとした各種の脳幹反射です。

　看護師が，実際に意識障害の原因を自分ですべて確認する場面はないと思いますが，呼吸パターンや対光反射を観察することで，患者さんが今置かれている状態，緊急度を推測することができます。また，その場に居合わせていない人ともその時の患者さんの情報を共有することができるので，臨床において非常に有用です。

⦿ 呼吸パターンの変化が示すもの

　自らリズムを作って動いている心臓とは異なり，肺や横隔膜は自分の力でリズムを作って動くことができません。呼吸のリズムは脳幹で作られているからです。脳幹がダメージを受けると呼吸のリズムが崩れます（➡p.28）。

　糖尿病性ケトアシドーシスなど全身性の疾患では特有の深い呼吸（クスマウル大呼吸）が見られることがありますが，これは脳幹で問題が起きているわけではないため「吸って・吐いて・休んで」という呼吸のリズムそのものは保たれます。

生命を司る脳幹は脳の奥にある

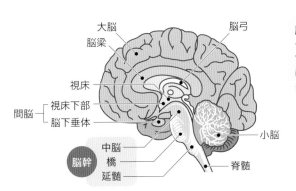

大脳
脳梁
脳弓
視床
視床下部
脳下垂体
間脳
中脳
橋
延髄
脳幹
小脳
脊髄

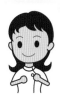

脳を輪切りにして横から見ると，オタマジャクシみたいな形をしています。丸い頭は大脳，しっぽの付け根に脳幹があります。しっぽの先が脊髄です。

脳幹反射をみることで，病巣が脳幹に及んでいるかを判断する

脳幹反射	反射の確認方法
対光反射	瞳孔に光を当て，縮瞳するかをみる
角膜反射	角膜を刺激し，まぶたを閉じるかをみる
毛様脊髄反射	顔面に痛み刺激を与え，瞳孔が大きくなるかをみる
眼球頭位反射（人形の目現象）	顔を左右に振り，眼球が動くかをみる
前庭反射	外耳道に温度刺激を与え，眼球の動きをみる
咽頭反射	喉の奥を刺激し，吐き出すような反応（咽頭反射）をみる
咳反射	気道の内側を刺激し，咳が起こるかをみる

column

AIUEO TIPSで意識障害の原因を探る

救急の場面における意識障害の原因の鑑別にあたっては，AIUEO TIPS（あいうえおチップス）が役立ちます。

意識レベルが下がった時には全身への影響をみるために呼吸や循環のバイタルサインをみる必要がありますし，全身で起きたことが意識レベルにどう影響しているかも相互にみていくことになります。バイタルサインの中の要素として意識レベルは重要な位置を占めているのです。

A	Alcoholism：（急性）アルコール中毒
I	Insulin：インスリン過剰使用
U	Uremia：尿毒症
E	Encephalopathy：脳症
	Endocrine：内分泌系の異常
	Electrolytes：電解質異常
O	Oxygen：低酸素血症
	Opiate：麻薬使用
T	Trauma：外傷
	Temperature：体温異常
I	Infection：感染症
P	Psychiatric：精神疾患
	Porphyria：ポルフィリア
	Syncope：失神
	Stroke：脳卒中
S	SAH (subarachnoid hemorrhage)：くも膜下出血
	Shock：ショック

対光反射をみることで
脳幹の機能を素早く確認できる

　脳幹反射の中でも手っ取り早く，確実に確認できるのが対光反射です。対光反射を確認するには眼をみますが，これは眼ではなく脳幹の検査です。瞳孔を収縮することで眼に入る光の量を調整するのは，生命維持に関わる仕組みの一部として脳幹が担っているからです。

　瞳孔の大きさ（瞳孔径）はその時の明るさに合わせて自律神経でコントロールされ，左右とも同じ大きさにそろっています。眼に明るい光が入ったら，まぶしくて見えにくいので，瞳孔を収縮（＝縮瞳）しようとします。これが対光反射です。

　また，私たちはものを見る時に右眼と左眼，それぞれ別々に見るわけではありませんから，「縮瞳しろ」という号令は光が入っていない側も出されます。光が入った側が縮瞳するのが直接対光反射，入っていない側もつられて縮瞳するのが間接対光反射です。正常の場合，この両方がみられます。

　対光反射をみるには，部屋を薄暗くするか，患者さんの目もとを暗くして光を当て，瞳孔径の大きさの変化を確認します。ペンライトの光を迅速に患者さんの視野に入れると，正常な場合は速やかな縮瞳がみられます。対光反射には直接対光反射と間接対光反射があり，左右あるので，正確に判定するには4回確認する必要があります。片側からだけの確認では，片側の眼に視覚障害があったのではないかという可能性などが残るからです。

⊙ 対光反射がまったくみられなかったら，脳幹の機能に問題があると考える

　両眼とも対光反射がまったくみられない時，原因はどのように考えられるでしょうか。大きく分けると，❶網膜まで光が届かない，❷網膜が光を電気信号に変えられない，❸電気信号が視神経を伝わらない，❹脳幹が反射を返せない，❺縮瞳の号令が動眼神経に伝わらない，の5つが挙げられます。それぞれについて考えてみましょう。

　眼底出血が起こり，血液が網膜を覆ったとしても，両眼とも光をまったく通さないほどの出血になることは，まずありません（❶は除外）。また，網膜はどこの位置でも光に対して反応し，両眼ともすべて網膜が剝がれるようなこともないでしょう（❷は除外）。さらに，視神経はとても太い神経で，これがすべて切れることはまずありません（❸は除外）。「縮瞳しろ」という号令は光を当てていない側にも回りますから，左右の動眼神経ともに同時に不通になるということはありません（❺は除外）。5つのうち4つが否定的となると，残るは脳幹の問題（❹）しかなくなります。つまり，対光反射がまったくみられなければ，脳幹で大きな障害が発生していると考えなければならないのです。

直接対光反射と間接対光反射について，左右それぞれを確認する

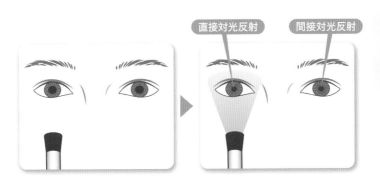

直接対光反射　間接対光反射

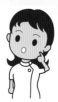

脳死の判定では，4回の確認を時間をおいて2度行い，完全に対光反射がみられず脳幹機能が不可逆的に失われていることを確認します。

対光反射がまったくみられなければ緊急事態！

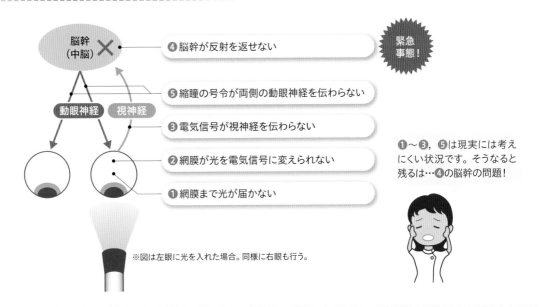

脳幹
（中脳）×

❹脳幹が反射を返せない

緊急
事態！

動眼神経　視神経

❺縮瞳の号令が両側の動眼神経を伝わらない

❸電気信号が視神経を伝わらない

❷網膜が光を電気信号に変えられない

❶網膜まで光が届かない

❶〜❸，❺は現実には考えにくい状況です。そうなると残るは…❹の脳幹の問題！

※図は左眼に光を入れた場合。同様に右眼も行う。

---

column

対光反射の左右差をみるのに道具はいらない

　対光反射をみる時は，教科書的にはペンライトを使います。でも，道具が何もなくても，瞳孔径の左右差は確認することができます。

　通常，瞳孔の大きさは左右そろっています。場所全体が明るければ瞳孔は小さいし，暗ければ大きいだけです。人間の瞳孔径は2〜8mmの間で変化します。また，生まれつき左右の瞳孔径が1mm以上違う人はいません。そして，人は肉眼で2〜8mm程度の黒い丸を見比べた時，直径が1mm違えば肉眼で判別できます。つまり，わざわざメジャーで大きさを測らなくても，自分の眼で瞳孔径が左右同じではないことを見きわめることはできるのです。瞳孔径に左右差があるのは脳ヘルニアを疑わせる重大なサイン。ペンライトを探しに行くよりも，まずは自分の眼で確かめて，1秒でも早く危険なサインに気づくことが大切です。

瞳孔不同は
脳ヘルニアのサイン

　左右の瞳孔径が異なるのは瞳孔不同（アニソコリア：anisocoria）と呼ばれ，異常を示すサインです。瞳孔不同は，片方の瞳孔が極端に縮瞳しているか，あるいは片方の縮瞳が足りない（大きいまま）ということになります。

　瞳孔が極端に縮瞳したままとなる代表例がホルネル症候群で，頸部交感神経の麻痺によるものです。瞳孔の縮瞳が足りない時，真っ先に考えなければならないのは動眼神経麻痺です。これは一刻の猶予もない状態だからです。

◉ 対光反射が片方にしかみられなかったら，動眼神経の問題と考える

　光を入れた側は縮瞳せず，入れていない側には縮瞳がみられる，あるいはその逆の場合，どのような原因が考えられるでしょうか。

　まず，対光反射がどちらかにあったということは，光が網膜まで届いて網膜がこれを電気信号に変え，視神経に伝わり，脳幹が反射を起こして「縮瞳しろ」という号令を出し，これが動眼神経まで伝わる，という一連の流れは保たれているということです。それにもかかわらず片側に対光反射がみられなかったのは，そちら側に縮瞳の号令が伝わらなかった，つまり，対光反射がみられない側の動眼神経の問題としか説明がつかないのです。

◉ 瞳孔不同は脳ヘルニアのサイン，待ったなしの緊急事態！

　動眼神経は神経の中で最も長く，脳幹から眼窩まで頭蓋骨と脳との隙間を通っています。この隙間を埋め尽くされると，神経は外側からギュッと圧迫されます。

　では，どのような時に動眼神経は圧迫を受けるのでしょうか。

　脳出血や急性硬膜外血腫，脳腫瘍など，大脳半球を圧迫するような病変が存在すると，そちら側の大脳が圧迫を受け，大脳の一部が小脳テントをまたいで下へとはみ出してきます。大脳がはみ出てくると，小脳テントをまたいでいる動眼神経が，はみ出た大脳と小脳テントによって挟まれて圧迫を受け，縮瞳の号令を伝える副交感神経線維に影響が及びます。

　そのままでは，はみ出てきた大脳に押されて脳幹や小脳もさらに下に押し出されていき脳幹ヘルニアになり，最終的に呼吸が停止します。もちろんこれは緊急事態。薬剤で脳圧を下げる方法もありますが，そんな悠長なことは言っていられません。頭に穴を開けて減圧しないといけない状態です。正しく判断することも大事ですが，手遅れにさせないことが何より優先されます。

瞳孔不同は緊急事態！

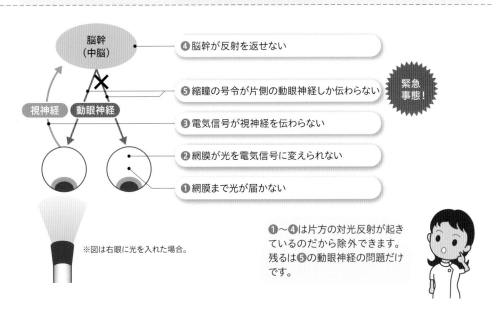

脳幹
（中脳）

❹ 脳幹が反射を返せない

緊急
事態！

❺ 縮瞳の号令が片側の動眼神経しか伝わらない

視神経　動眼神経

❸ 電気信号が視神経を伝わらない

❷ 網膜が光を電気信号に変えられない

❶ 網膜まで光が届かない

※図は右眼に光を入れた場合。

❶〜❹は片方の対光反射が起きているのだから除外できます。残るは❺の動眼神経の問題だけです。

動眼神経が圧迫されている＝脳ヘルニアの可能性が高い

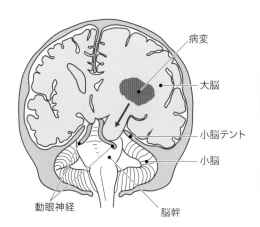

病変

大脳

小脳テント

小脳

動眼神経

脳幹

頭蓋骨は入口を下にして底を上にした丸い花瓶のようなものです。
下の入口側に脳幹と小脳が，上のほうに大脳が入っています。
この両者の間に小脳テントという仕切りがあります。
大脳の外側は硬い骨で覆われているため，小脳テントのあたりが最も圧迫を受けやすい場所です。

　　縮瞳の号令を伝える副交感神経線維は，動眼神経の外側を取り巻いています。ですから，動眼神経が外から圧迫を受けた時に真っ先に出てくるのが，「縮瞳しない」というサインです。

　　なお，内側にあるのは眼を動かす運動神経線維です。だから糖尿病などにより血管の内側が虚血になると，外眼筋麻痺が起こりやすいのです。

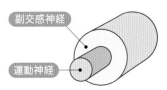

副交感神経

運動神経

Chapter 7

バイタルサインを
組み合わせて判断する

「バイタルサイン・
ツインズ」
という考え方

2つのバイタルサインを組み合わせて評価・判断する

　バイタルサインの数値は1つだけでも有用な情報になりますが，Chapter 5で取り上げた体温と呼吸数のように，2つのバイタルサインを組み合わせることで，1つだけではできなかった評価ができます（➡p.66）。「バイタルサイン・ツインズ」と呼ばれる考え方について，順番にみていきましょう。

◉ 呼吸パターン・意識レベル

　急に起こった意識障害で呼吸パターンに異常がみられたら，脳幹に何らかの異常が起きている可能性を考えます（➡p.28）。脳幹は呼吸パターンをはじめとした生命に関わる機能を司る，生命維持に直結する器官です。呼吸パターンの異常はそれだけでも危険なサインですが，これに急に起きた意識障害が加わると，ダメージが脳幹にまで及んでいる可能性が高くなり，かなり厳しい状況です。

◉ 脈拍数・血圧

　脈拍数よりも収縮期血圧のほうが数値が大きいのが正常です。例えば，「脈拍が80回/分，収縮期血圧が120mmHg」はよくある数値です。

　この数値が逆転したらどうでしょうか。「脈拍が120回/分，収縮期血圧が80mmHg」であれば，ショックを起こしていると考えたほうがよいでしょう。血圧が足りない分を心拍数でカバーしようとして脈拍数が多くなっていると考えられます。

　ショック指数は，「脈拍数（〇回/分）÷収縮期血圧（〇mmHg）」で求められます。1を超えていたら，つまり脈拍数＞血圧の値であれば，ショック状態に差し掛かっているということです。

◉ 意識レベル・脈圧（血圧）

　急に起こった意識障害で脈圧が大きくなっていたら，クッシング現象の可能性を頭に浮かべるべきです。クッシング現象とは，脳浮腫により頭蓋内圧が亢進してしまい，その状況で脳の血流を確保しようと血圧が上昇，さらに徐脈になるという非常に切迫した状態です。

　血圧が上昇すると脈圧は増大するため，脈を触知すると「しっかりした脈」として感じられます。これを「意識レベルは落ちているけど，脈はしっかりしているから大丈夫」と油断してしまったら，取り返しがつきません（➡p.50）。

バイタルサイン・ツインズ──組み合わせて判断する

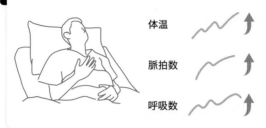

体温

脈拍数

呼吸数

感染症による発熱，脈拍数の増加に加えて呼吸数の増加がみられたら敗血症を疑う（➡p.66）

呼吸パターン・意識レベル

呼吸パターン

呼吸パターンの異常と急に起こる意識障害がみられたら，脳幹にダメージが及んでいる可能性を考える

中脳

小脳

橋

延髄

脳幹

脈拍数・血圧

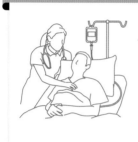

収縮期血圧

心拍数

血圧は心拍出量と末梢の血管抵抗とのかけ合わせです。収縮期血圧が高い＝心臓から送り出される血液の勢いが良いとは限りませんが，その目安にはなります。

心臓から送り出される血液の量が足りない→心拍数を増やす→それでも足りなければショック状態に！

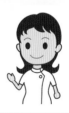

意識レベル・脈圧（血圧）

急な意識障害と脈圧の増大は危険信号！

脈圧の大きい/小さいは，パルスオキシメーターに表示される脈拍数だけではわかりません。必ず患者さんに触れて脈の回数と脈拍の性状を確認しましょう。

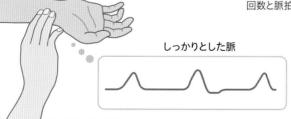

しっかりとした脈

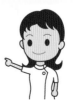

急変時に
バイタルサインを活用する

情報を
整理・活用し，
"段取りよく"
動く

急変時のアセスメントの段取りを考える

　ここまでは，急変とは身体の酸素化が危うくなっている状態であること，そして酸素化を成り立たせているもののエキスを集めたものがバイタルサインであることを説明してきました。Chapter 8 では，実際に急変が起きた時に，バイタルサインをはじめとした情報をどのように整理・活用し，どう動いたらよいのかを考えます。

⊙ 急変の「今」を押さえる

　急変時の大原則は，まさに「今」遅れてはいけないもの，後回しにできないものを見分けることです。そのための段取りを大ざっぱにいうと，次のようになります。

1 パッと見て，触れて判断する
2 欠けたら困るもの，待てないものを押さえる
3 原因に関係するような情報を集める
4 必要に応じて追加の情報を取る

　これらを順序立てて進めると，以下のようになります。

急変時のアセスメントの段取り

迅速判断 外見から／第一印象	……… 1 パッと見て，触れて判断する
1次評価 ABCDEアプローチ／qSOFA	……… 2 欠けたら困るもの，待てないものを押さえる
2次評価 SAMPLE／OPQRST／red flag sign	……… 3 原因に関係するような情報を集める
3次評価 各種検査所見，画像所見	……… 4 必要に応じて追加の情報を取る

3次評価では，必要に応じ血液検査や心電図，画像などから情報を得ます。
次ページ以降では，2次評価までの思考過程を整理していきます。

迅速判断
パッと見て，触れて判断する

　身体の隅々にまで血液がめぐっていないのが，「ショック」という状態です。いくら血液があってもそれが必要な場所に届けられていなければ，生命維持が危うくなります。ショックを起こしていないかは，まずパッと見て判断しなければなりません。

　ショックによって現れる「パッと見て判断できる」変化は，5Psとして表されます。

> **5Ps（ショックの5徴候）**
>
> Ⓟ allor：蒼白
>
> Ⓟ rostration：虚脱
>
> Ⓟ erspiration：冷汗
>
> Ⓟ ulselessness：脈拍触知不能
>
> Ⓟ ulmonary deficiency：呼吸不全

これらの項目に当てはまらないからといって「ショックではない」とはいえないことに注意しましょう。

◉ 顔色が良くて手足が温かければ，ショックではない？

　ここで注意しなければならないことがあります。患者さんから具合が悪いとの訴えがあり，見に行ってみたら顔色が良い，手足が温かい。その場合，ショックではないといえるでしょうか？

　ショックは様々な原因で起こりますが，症状や徴候からコールドショックかウォームショックに分けられます。アナフィラキシーショックやエンドトキシンショックなどのウォームショックでは，起きた当初は手足は温かく，顔色も悪くありません。ただし血圧がまったく上がりません（➡p.56）。血液はあるけれど身体にめぐっていないという大変危険な状況なのです。ですから，5Psによって「コールドショックではない」とはいえますが，「ウォームショック」までは否定できません。

　例えば，予防接種を受けた後にアナフィラキシーショックを起こした場合，顔も手も紅潮していることが多く，まったく脈が触れなくなります。この場合は早急な対応が必要です。一方，予防接種後に具合が悪くなった人の手首に触れて，脈が触れれば収縮期血圧は80mmHgはあります（➡p.54）し，触れた脈拍が速くない，むしろゆっくりであるとわかれば，強い緊張などによる血管迷走神経反射であるとわかります。しばらく安静にしていれば症状は回復します。

　このような判断は，道具がなくてもできます。ただし見た目だけで判断せず，必ず見て，触って，判断することが大切です。

3 1次評価
欠けたら困るもの，待てないものを押さえる

　次に，生命維持に欠けたら困るものがきちんとそろっているかを押さえます。そのためによく用いられるのが，ABCDEアプローチです。

ABCDEアプローチ

Ⓐ irway（気道）

Ⓑ reathing（換気）

Ⓒ irculation（循環）

Ⓓ isability, Dysfunction of CNS*（意識レベル）

Ⓔ xposure, Environmental control, Extra information（体温，全身状態）

（Ⓕ amily）

＊CNS：central nervous system（中枢神経系）

これらは結局，バイタルサインのことです。それをABC…と順番にうまく並べているんですね。

◉素早い一連の観察で初期の情報を得る

　ABCDEアプローチは，短時間で効率的に情報を得るためのツールです。

　まず，「息が苦しくないですか」などと声をかけて，答えることができれば気道の閉塞はありませんから，Ⓐ（気道）はOKです。その時，気道が閉塞していればそばにいるだけで「ヒューヒュー」「ウーウー」という音が聴こえるはずです。普段みている患者さんなら，呼吸数の変化にも気がつくでしょう。これがⒷ（換気）の評価となります。

　そして両方の手首を触って橈骨動脈を触知することができれば，収縮期血圧は80mmHgはありますから，ショックではないと判断できます。ここで少なくとも明らかな頻脈や徐脈もわかります。

　さらに，そのやりとりの中で目を開けるかどうか，会話は成立するかどうか，動きはどうかなどと，グラスゴー・コーマ・スケール（GCS➡p.72）で評価ができます。例えば目を開けていれば（開眼：eye opening）4点，会話が成立すれば（言語反応：verbal response）5点，「左手を上げてみてください」などの指示に従うことができれば（運動反応：best motor response）6点となれば，「E4V5M6」で意識レベルに問題がないとわかります。

　後は，皮膚を触った時に冷たいか・温かいか，乾いているか・湿っているか，冷や汗をかいていないかなどの体温や全身状態が把握できます。

　ここまでの一連の観察で，初期の情報はきちんと取ることができます。

ABCDEアプローチ　書き方の例（括弧内は日本語での記載例）

Ⓐ Airway（気道）	speech OK（会話可能）
Ⓑ Breathing（換気）	dyspnea(−), wheeze(−), RR：14/min regular （呼吸困難の訴えなし, 高調性連続性副雑音聴取せず, 呼吸数14回/分規則的）
Ⓒ Circulation（循環）	radial artery well-palpable bilaterally, PR：64/min regular （両側の橈骨動脈触知良好, 脈拍数64回/分規則的）
Ⓓ Disability, Dysfunction of CNS （意識レベル）	E4V5M6, alert （グラスゴー・コーマ・スケール 4-5-6で15点満点, 意識清明）
Ⓔ Exposure, Environmental control, Extra information（体温, 全身状態）	skin warm, not moist （皮膚は温かく, 湿潤なし）

◉ 押さえるべきは血圧, 意識レベル, 呼吸数

　ICUなどでは, 敗血症などによる重篤な臓器障害を点数化して評価するSOFAスコアが用いられます。

SOFAscore：sequential organ failure assessment score[1]

項目	点数				
	0点	1点	2点	3点	4点
呼吸器系 PaO_2/FiO_2(mmHg)	≧400	<400	<300	<200 （補助呼吸下）	<100 （補助呼吸下）
凝固能 血小板数($\times 10^3/\mu L$)	≧150	<150	<100	<50	<20
肝機能 ビリルビン(mg/dL)	<1.2	1.2-1.9	2.0-5.9	6.0-11.9	≧12.0
循環機能 平均動脈圧（MAP） (mmHg)	MAP≧70	MAP<70	DOA≦5γ あるいは DOB使用	DOA5.1-15γ あるいは Ad≦0.1γ あるいは NOA≦0.1γ	DOA>15γ あるいは Ad>0.1γ あるいは NOA>0.1γ
中枢神経系 GCS	15	13-14	10-12	6-9	<6
腎機能 クレアチニン(mg/dL) または	<1.2	1.2-1.9	2.0-3.4	3.5-4.9	≧5.0
尿量(mL/日)				<500	<200

〔Vincent JL, et al.,1998〕

一見してわかる通り，これらはすべて検査データですから，一般病棟や在宅ですぐに使えるものではありません。この中で，ベッドサイドですぐに確認できるのは，GCSと尿量だけです。

　ベッドサイドで重篤な臓器障害を見抜くためには，SOFA scoreの簡易版，qSOFA（quick SOFA）scoreが用いられます。項目はわずか3つだけ，血圧と呼吸数と意識レベルです。

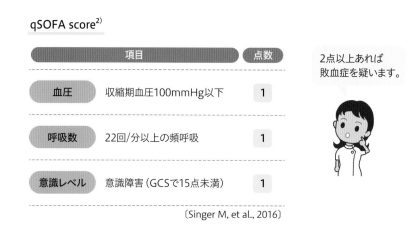

qSOFA score[2]

	項目	点数
血圧	収縮期血圧100mmHg以下	1
呼吸数	22回/分以上の頻呼吸	1
意識レベル	意識障害（GCSで15点未満）	1

2点以上あれば敗血症を疑います。

〔Singer M, et al., 2016〕

　血圧は日常的に測定していますし，意識レベルはやり取りをしている中で把握できます。非常に重要なのに見落としがちなのが，呼吸数という情報です。血圧や意識レベルは書かれていても，呼吸数が空欄なのは大事な情報を見逃していることになります。

column

呼吸数は意識して記録に残す

　呼吸数は急変の時に非常に重要な情報になるにもかかわらず，記録から抜け落ちていることがよくあります。普段のその人の呼吸数が記録できていないことで，急変の予兆を見逃してしまうこともあるため，呼吸数は必ず記録しておきましょう。例えば呼吸数が22回/分の場合，普段の呼吸数が12回/分くらいの人と，20回/分くらいの人では，緊急度が異なります。その人のベースラインを記録として残し，把握しておくことはとても大切なことです。

　なぜ呼吸数の記録が残っていないことが多いのでしょうか。答えは簡単，血圧や脈拍，体温と異なり，呼吸数は実測しなければわからないからです。血圧や脈拍は器械が測定してくれますが，呼吸数は自分で測らなければなりません。呼吸数はなんとなく観察しているかもしれませんが，意識しないと記憶に残らず，記憶になければ記録にも残りません。

　少し意識して呼吸数を観察し，記録に残す。それだけでフィジカルアセスメントの質は確実に高まります。

2次評価
原因に関係するような情報を集める

◉ まずは病歴を探る

ショックは起こしていないか，酸素は不足していないかという身体面の緊急性を確認した上で，一段落したら次は「どうしてこうなったのだろう」と原因を探るための情報を整理します。この時，指針となるのがSAMPLEです。

SAMPLE

Ⓢ igns & Symptoms (S情報やO情報)

Ⓐ llergy (アレルギー歴)

Ⓜ edication (服薬歴)

Ⓟ ast medical history and pregnancy (既往歴)

Ⓛ ast meal, Last oral intake (最後に何を口にしたか)

Ⓔ vent to leading presentation (現病歴)

うまく並べてSAMPLEとなっていますが，要するに「病歴」です。

ここに示されたアレルギー歴や既往歴などの病歴は，原因を探る上で非常に重要な情報です。経験上，最終診断は6割から8割程度が病歴の情報によってなされるといわれています[3]。逆にいうと，病歴がわからない場合，「そこにある身体」だけからの情報では原因がなかなか絞りきれないのです。

◉ 本人が体験している情報を引き出す

病歴の中でも特に大切なのが，本人が体験しているS情報（主観的データ）です。S情報を効率的に引き出すための指針となるのがOPQRSTです。

OPQRST

Ⓞ nset (発症の仕方)：突然起こったか，いつの間にか起こったのか

Ⓟ alliative/Provocative (寛解・増悪因子)：どうすると症状が楽 / 悪化するか

Ⓠ uality/Quantity (症状の性質と程度)：(痛みなら) 鋭いか，差し込むような感じか

Ⓡ egion/Radiation (場所・放散の有無)：どの部位か，特に症状の強い部位は

Ⓢ everity/associated Symptom (随伴症状)：ほかに気になる症状はないか

Ⓣ ime course (時間経過)：今も継続しているか，良く (悪く) なっているのか

⊙ 絶対に見逃してはいけない red flag sign

患者さんのＳ情報を収集する中で，立ち止まらなければならないキーワードがあります。これらは重篤な状態を示唆するred flag signと呼ばれ，見逃してはいけないサインです。

頭痛を例に挙げてみます。

red flag sign：頭痛

- はじめての，または人生最悪の頭痛
- 突然発症した雷鳴頭痛
- 増悪，または（普段経験しているものと）まったく異なるパターン
- 脳神経学的な異常所見が１時間以上続く
- 50歳以上で新規に発症した頭痛
- 担がん（がんを患っている）患者，免疫抑制患者
- 妊娠期に起こった新規の頭痛
- 意識変容や意識障害を伴う頭痛
- 労作，性行為，バルサルバ法（いきみ）により誘発された頭痛

サッカーのレッドカードと同様に，レッドフラッグサインが出されたら，決してスルーしてはいけません。

このようなキーワードが患者さんから聞かれたら，よくある頭痛として流してしまうのではなく，必ずそこで引っかからなければなりません。

腰痛についても挙げてみます。

red flag sign：腰痛

- 50歳以上
- 原因不明の体重減少
- 休息により改善しない腰痛
- 片側または両側の下肢筋力低下
- がんの既往
- １か月の治療で軽快しない腰痛
- 膀胱直腸障害
- 長期のステロイド内服

「腰が痛い」もよく聞かれる症状ですが，腰の前にはお腹があります。突然発症した腰痛が腹部大動脈解離による場合もあるのです。

腰痛は多くの場合，整形外科的な痛みです。姿勢によって痛みの程度が変わるようであれば，身体の中に原因があるのではなく，多くが筋肉や関節など整形外科的な痛みと考えられます。

◉ 致死的疾患の可能性は常に考えておく

　red flag signの中でも，特に気をつけなければならない，見逃すと患者さんの生命に直接関わる疾患（致死的疾患）についてまとめておきます。これらは頻繁にあるものではないですが，常に最悪の事態として頭に入れておくべき疾患です。

<u>致死的疾患：最悪への備え</u>

　! 雷鳴頭痛　thunderclap headache

　! 危険な咽頭痛　killer sore throat

　! 危険な胸痛　killer chest pain

こちらはまさに一発退場のレッドカード！ もしかしたら？ と疑ったら，まずは医師と情報を共有しましょう。

　頭痛，咽頭痛，胸痛はよくみられる症状ですが，致死的疾患が紛れている可能性があります。順番に見ていきましょう。

◉ 雷鳴頭痛 thunderclap headache

　雷に打たれたような頭痛——ほとんどの人は雷に打たれたことがないので実感はできないと思いますが，「瞬間的に来る激しい痛み」です。じわじわとではなく，突然起こる激しい症状の原因としてはVAPE(Vascular, Allergic, Psychogenic, Epileptic)という頭文字のものを考えましょう（➡p.120）。突然起こる激しい頭痛はVascular（血管障害）によるものが多く，特に注意を要します。

<u>雷鳴頭痛時に想起すべき致死的疾患</u>

- くも膜下出血
- 内頸/椎骨動脈解離
- 下垂体卒中
- 静脈洞血栓症
- 脳出血
- 可逆性脳血管攣縮症候群：RCVS[1]
- 可逆性後（頭葉）白質脳症症候群：PRES[2]

[1] RCVS: reversible cerebral vasoconstriction syndrome
[2] PRES: posterior reversible encephalopathy syndrome

◉危険な咽頭痛 killer sore throat

　喉は食べ物の通り道でもありますが，空気の通り道でもあります。ですから，急激に喉がふさがれてしまうと酸素を身体に取り入れることができなくなります。

　特に小児は要注意です。まだ口が小さく，年齢的に扁桃腺が大きい小児の場合，喉頭蓋炎などによって一気に空気の通り道がふさがれてしまうことがあります。細菌感染によって起こる内頸静脈の血栓症であるレミエール症候群も肺梗塞などを起こし，あっという間に亡くなってしまうことさえあります。まさにkiller sore throat，死を招く咽頭痛です。

咽頭痛から想起すべき致死的疾患

- 急性喉頭蓋炎
- 扁桃周囲膿瘍
- 咽後膿瘍
- 口底蜂窩織炎 (Ludwig's angina)
- レミエール症候群（内頸静脈血栓による肺梗塞）
- アナフィラキシー
- 穿通性頭部外傷

「喉が痛い」はありふれた幅の広い症状ですが，致死的疾患に気づくためには非常に大切なキーワードです。

◉危険な胸痛 killer chest pain

　胸の痛みを訴える患者さんの場合，「まさか」と思っても，虚血性心疾患，大動脈解離，肺梗塞はまず思い浮かべてください。虚血性心疾患は一過性であれば狭心症，症状が続くようなら心筋梗塞です。

　大動脈解離や肺梗塞は，「もしかしたら」と思わないと探れない可能性があります。心筋梗塞の場合は心電図で判明する場合もありますが，大動脈解離は心電図にも変化が出ませんし，胸部X線でも縦隔の陰になってしまうのでわかりません。「もしかしたら」と思って胸部の造影CTを撮ってはじめてわかることもあります。

　肺梗塞も要注意です。東日本大震災の後，長時間車の中で過ごしていた人が，車の外に出て2，3歩歩いたところで突然倒れて亡くなった，などということが少なくありませんでした。肺梗塞とは，長い時間同じ姿勢をとり続けることで肺動脈が血栓により閉塞し，肺をめぐる血流が途絶えてしまい，空気を取り込んでも酸素を身体に取り入れることができなくなる病態です。

　肺梗塞には，決め手となる所見があります。それは，急に起こった呼吸困難と激しい胸痛にもかかわらず呼吸音が正常，という所見です。

　急に起こった呼吸困難の原因としては窒息や気胸も考えられますが，窒息であれば呼吸音がしなくなったり弱くなったりするはずです。呼吸音が正常ならば換気の障害ではないので，血流の障害しか考えられません。時には「正常であること」が異常のサインのこともあるのです。異常ばかりに関心があると，目の前の患者さんの肺梗塞に気がつくことができません。「正常」「変わらない」ことにも目を向けて手がかりとする，これは臨床でとても大切な姿勢です。

　食道破裂や緊張性気胸は，何の背景もなく突然起こるということはまずありません。食道破裂の場合は繰り返す嘔吐によるマロリー・ワイス症候群や食道静脈瘤の存在などがみられる時に疑われますし，自然気胸（特発性気胸）は高齢者や痩せ型で背の高い若者にもみられますが，緊張性気胸はそのほとんどが外傷性です。これらのように何かしらの背景要因がある場合がほとんどです。

胸痛から想起すべき致死的疾患

- 虚血性心疾患（急性冠症候群）
- 大動脈解離
- 肺梗塞
- 食道破裂
- 緊張性気胸

column

「その人の普段の呼吸音」を知っておく

　肺梗塞では，急激な呼吸困難と激しい胸痛があっても「呼吸音が正常である」という所見が診断の決め手になります。この場合の「呼吸音が正常である」とは，「呼吸音がその人の普段の状態と変わらない」ということです。もともと加齢に伴って「チリチリ」という細かい断続性副雑音が聴取される人ならば，その音が「変わっていない」ことが決め手になります。

　普段から患者さんのベースラインとして呼吸音を聴いておき，何かあった時に「呼吸音に変化がないか，普段と変わっていないか」を判断することは，急変を見逃さないためにもとても重要です。呼吸音だけでなく，血圧や体温についても「その人の普段」を知っておくことは「何かおかしい」というサインに気づくための大きな助けになります。

5 バイタルサインの変化から急変を予測する

◉ 早期警戒スコアで急変を予測する

　ここまでは，バイタルサインをベースに，急変時の段取りについて扱ってきました。バイタルサインは，急変の予兆や「その後どうなっていくのか」という転帰（心停止，ICU搬送，死亡など）についても深く関わってきます。

　急変に早めに気づき，予測をする「early warning scores：早期警戒スコア」という考え方があります。これらはいずれも古典的なバイタルサイン（呼吸・循環・血圧・体温）と意識レベルによる評価です。

---

early warning scores：早期警戒スコア

- **MEWS**：modified early warning scores
- **SEWS**：standardised early warning scores
- **NEWS**：national early warning scores

◉ MEWS・SEWS

　早期警戒スコアMEWSでみているのは，呼吸数，心拍数，収縮期血圧，体温，意識レベルです。中央の色の薄い部分（0）が正常範囲で，そこから遠ざかるほど色が濃くなり，点数が高くなります。点数が高いほど危険性が高いということです。

MEWS：modified early warning scores[4]

	3	2	1	0	1	2	3
呼吸数 （回/分）		<9		9-14	15-20	21-29	>29
心拍数 （回/分）		<40	41-50	51-100	101-110	111-129	>129
収縮期血圧 （mmHg）	<70	71-80	81-100	101-199	>199		
体温（℃）		<35		35-38.4	>38.4		
意識レベル				清明	声に反応	痛みに反応	無反応

〔Subbe CP et al., 2001〕

MEWSに酸素飽和度の情報を加えたものがSEWSです。

SEWS：standardised early warning scores[5]

	3	2	1	0	1	2	3
呼吸数 (回/分)	<9			9-20	21-30	31-35	>35
SpO$_2$ (%)	<85	85-89	90-92	93-100			
心拍数 (回/分)	<30	30-39	40-49	50-99	100-109	110-129	>129
収縮期血圧 (mmHg)	<70	70-79	80-99	100-199		>199	
体温 (℃)	<34	34-34.9	35-35.9	36-37.9	38-38.9	>38.9	
意識レベル				清明	声に反応	痛みに反応	無反応

〔Paterson R, et al., 2006〕

MEWSが modified（訂正版），
SEWSがstandardised（標準）
となっていますが，先に作られ
たのはMEWSです。

◉NEWS・NEWS2

　さらに，酸素投与をした場合にどうなのか，を評価するのがNEWSです。酸素投与をしたらこれだけ状態が良くなる，あるいは酸素投与をしてもあまり変わらない，などによって評価が変わってきます。

NEWS：national early warning scores[6]

	3	2	1	0	1	2	3
呼吸数 (回/分)	≦8		9-11	12-20		21-24	≧25
SpO$_2$ (%)	≦91	92-93	94-95	≧96			
酸素投与		あり		なし			
体温 (℃)	≦35.0		35.1-36.0	36.1-38.0	38.1-39.0	≧39.1	
収縮期血圧 (mmHg)	≦90	91-100	101-110	111-219			≧220
心拍数 (回/分)	≦40		41-50	51-90	91-110	111-130	≧131
意識レベル				清明			声に反応 痛みに反応 無反応

〔Royal College of Physicians, 2012〕

先に挙げたMEWSやSEWSは，重症化リスクを示すために臨床データをもとに臨床でいわば"自発的に"作られたスケールです。このスケールを作成した時に蓄積されたデータを，私たちが臨床に適用することでリスクを予測します。

これに対してNEWSは，イギリスが国のプロジェクトとして作成したスケールで，ICU入室や医療費支払いの基準にもなっており，行政の指針となるものです。そのため，「何点ならどう対処するか」という使い方についての明確な指針があります。

NEWS（評価の指針）[6]

合計点	緊急度
0点	低リスク
1–4点	
1つでも3点の項目がある	中等度リスク
5–6点	
7点以上	高度リスク

〔Royal College of Physicians, 2012〕

臨床に当てはめて考えると，低リスクなら病棟での対応で様子をみる，中等度なら病棟での速やかな対応が必要，高度リスクなら緊急の対応が必要と考えられます。

NEWS 2は，酸素飽和度（SpO_2）の評価について，通常の場合に用いるスケール1のほかに，酸素の過剰投与に注意する際のスケール2を加えたものです。

酸素投与をしているのは酸素が足りないということですから，酸素投与をしてもSpO_2が低ければ重症度リスクが高くなります。しかし，酸素投与によりSpO_2が高くなりすぎると，CO_2ナルコーシスのリスクが出てきます（➡p.13）。そこでNEWS 2のスケール2では，SpO_2が目標値よりも高すぎる場合も重症化リスクが高いと判定されます。「SpO_2 97%以上」のスコアが高くなっているのはそのためです。

NEWS 2のスケール2は，高炭酸ガス血症となる呼吸不全においてSpO_2を88-92%に保つ必要がある場合に用いられる限定的なもので，使い方には注意が必要です。熟練した臨床家のもとで使うスケールと考えたほうがよいでしょう。

NEWS 2：national early warning scores 2 [7]

	3	2	1	0	1	2	3
呼吸数 (回/分)	≦8		9-11	12-20		21-24	≧25
SpO₂ (%) スケール1	≦91	92-93	94-95	≧96			
SpO₂ (%) スケール2	≦83	84-85	86-87	88-92 ≧93 酸素投与 なし	93-94 酸素投与 あり	95-96 酸素投与 あり	≧97 酸素投与 あり
酸素投与 (%)		あり		なし			
収縮期血圧 (mmHg)	≦90	91-100	101-110	111-219			≧220
心拍数 (回/分)	≦40		41-50	51-90	91-110	111-130	≧131
意識レベル				清明			声に反応 痛みに反応 無反応
体温 (℃)	≦35.0		35.1-36.0	36.1-38.0	38.1-39.0	≧39.1	

〔Royal College of Physicians, 2017〕

NEWS 2（評価の指針）[7]

NEWSのスコア	モニタリング頻度	臨床での対応
0	最低12回/時	● NEWSによるモニタリングをルーティンで続行
1-4点	最低4-6回/時	● 担当看護師に知らせる ● 担当看護師は，モニタリングの頻度を増やす，および/あるいは重点的なケアを行う必要があるかを判断する
1つでも 3点のスコアがある	最低1回/時	● 担当看護師は患者をケアしている医療チームに知らせ，重点的なケアを行う必要があるかどうかを確認し，決める
5点以上 あるいは至急の対応 が必要と判断される	最低1回/時	● 担当看護師はすぐに，患者をケアしている医療チームに知らせる ● 担当看護師は，臨床医あるいは急変患者のケアを担うチームに至急のアセスメントを要請する ● モニタリング設備のある環境で医療・ケアを提供する
7点以上 あるいは緊急の対応 が必要とされる	バイタルサインの 持続的モニタリング	● 担当看護師はただちに，患者のケアをしている医療チーム（少なくとも専門医レベル）に知らせる ● 気道確保技術をもつプラクティショナーを含むクリティカルケア熟達者のチームによる緊急アセスメントを行う ● より高度な施設あるいはICUなどへ移動することを考える ● モニタリング設備のある環境で治療・ケアを行う

〔Royal College of Physicians, 2017〕

⊙急変後の転帰はバイタルサインから8割近く予測できる

　早期警戒スコアでどの程度，急変の危険度が予測できるのでしょうか。Churpekら
によると，急変後の心停止やICU搬送，死亡の予測が当たる確率は，およそ7割から
8割とされています[8]。バイタルサインから得られる情報がいかに有効かがわかりま
す。

早期警戒スコア（early warning scores）の比較[8]

確認項目		MEWS	SEWS	ViEWS[*1]
	呼吸数	●	●	●
	心拍数	●	●	●
	血圧	●	●	●
	体温	●	●	●
	意識	●	●	●
	SpO₂	−	●	●
	酸素投与	−	−	●

AUROC[*2]		MEWS	SEWS	NEWS
	心停止	0.76	0.76	0.77
	ICU搬送	0.74	0.75	0.73
	死亡	0.87	0.88	0.88
	上記3つ	0.75	0.76	0.75

〔Churpek MM, et al., 2013〕

＊1　ViEWS: VitalPAC early warning score. NEWSと項目，数値はほぼ共通している。
＊2　AUROC：予測精度を表す。1.0なら完全に予測できている，
　　　0.8なら8割程度は予測可能と判断される。

情報を正しく伝達する

◉ 情報を構造化して伝える

　急変に気がついた時は「あっ！」と思うだけでなく，得た情報をほかの人につながなければなりません。自分がわかったことを相手にわかってもらうためには，その情報を正確に共通の言葉にして表明する必要があります。「大変なんです，どうしましょう」では，相手は何が起こって，何を求められているのかがわかりません。

　特に，急変時のようにすぐに情報を伝えなければならない時には，構造化した伝え方が必要です。情報を効率的に伝達する手法であるSBARが参考になります。

> **SBAR**
>
> **S** ituation　状況・状態
>
> **B** ackground　背景・臨床経過
>
> **A** ssessment　状況・状態の評価（緊急度・重症度）
>
> **R** ecommendation　提案，具体的な要請

情報は「伝える」だけでなく，「伝わる」ことが大切です。

SBAR 書き方の例（1）

S 状況・状態	突然の胸痛の訴えあり
B 背景・臨床経過	狭心症の既往あり
A 状況・状態の評価（緊急度・重症度）	ニトロールでの反応が不十分なことから，心筋梗塞が示唆される
R 提案，具体的な要請	CCUへの救急搬送を進めてほしい

SBAR 書き方の例（2）

S 状況・状態	ワクチン接種後，呼吸困難を訴えている
B 背景・臨床経過	喘息の既往あり
A 状況・状態の評価（緊急度・重症度）	皮膚の発赤と瘙痒感の訴えがあり，橈骨動脈の触知困難と冷汗を認める
R 提案，具体的な要請	アナフィラキシーショックが疑われ，エピペン®を準備してアドレナリンの筋肉内注射をするべきと思われる

⊙ 情報を伝える練習をしよう

　患者さんのベッドサイドで急変に気がついた時は，その場を離れずにナースコールなどでほかの看護師や医師に連絡をするのが基本です。自分は患者さんが目の前にいるので，現在の状況がわかります。でも相手には患者さんの姿は見えませんから，状況が伝わらなければ緊急度がわかりません。

　例えば訪問看護の場面で，患者さんの呼吸が非常に苦しそうで呼吸数も多い時に，医師に電話で報告する場合を考えてみましょう。「コバヤシトクジロウさんですが，今とても呼吸が苦しそうで…」と話し出したら，どうでしょうか。医師はコバヤシトクジロウさんって誰だっけ？　どこのどんな人だったっけ？　となって最初から話がかみ合いません。その時に「○○病院から紹介されて，4月から在宅酸素療法をしているコバヤシトクジロウさんですが…」と一言伝えることができれば，すっと話がつながります。

　急変の時に何をどう伝えるかは，普段からシミュレーションしておくと慌てずに済みます。急変を正しく伝えるための情報伝達のコツは練習を重ねて身につけていきましょう。

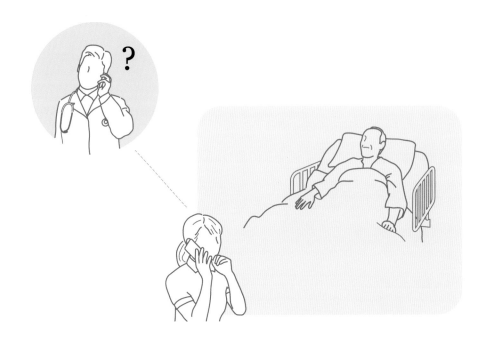

優先度は，緊急度と重症度の2つの軸で考える

　臨床では常に，判断をしなければならない場面があります。それらには，急ぐかどうか（緊急度），重篤かどうか（重篤度），ほかへの，あるいは後への影響はどうか（影響度），様々な要素の絡み具合はどうか（複雑度），よくある事柄かどうか（頻度），など様々な観点があり，そしてそれぞれに独立した軽重があります。そのために多次元の軸を持った広がりができますが，その中でどれを先にするかを決めていかねばなりません。これが「優先度を考える」ということです。

　しかし，人間は多次元で考えることが難しいため，何かを描く際には，縦横の二次元展開をします。それを臨床場面で行っているのが関連図を描く作業です。頭の中にある様々な事象の関連は，本来多次元空間で絡み合っていますが，それでは把握しづらいので，便宜的に二次元に落とし込んでいるのです。

　優先度も多次元ですが，便宜的に二次元に落とし込む必要があります。1つの軸は時間との戦いである「緊急度」を，もう1つの軸は急ぐかどうか以外の要素すべてを勘案して「重症度」とし，この2軸で展開するとわかりやすくなります（**図**）。つまり優先度を考える際に大切なのが，「緊急度」と「重症度」という2軸による考え方なのです。

　臨床実践では救急と重症は別の観点です。救急外来は時間との戦いの場ですし，ICUは重症患者を集中的に治療する場です。

　その上で臨床実践に臨む際は，1つずつしか進めることしかできないので，二次元展開したものを最終的には一次元として並べなければなりません。人間は，時間を止めたり進めたり戻ったりすることができませんし，一旦死んでしまったら蘇らせることはできません。そのため重症度も気にかけなければなりませんが，臨床の第一線に立つ医療職にとっては，とにかく緊急度が最優先なのです。

　まずは「急ぎで重いもの（脳出血や心筋梗塞が疑われるような場合）」，次が「重くはないが急ぐもの（けがにより出血しているような場合）」，次いで「急がないが重いもの（心不全の増悪などが疑われる場合）」，そして一番後でよいものが「急ぐ必要がなく軽いもの（歩きすぎたための筋肉痛など）」のように，適切に順序を考えていきます。

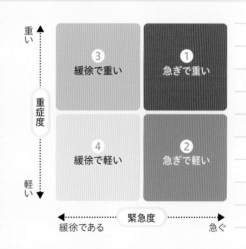

文献

1)
Vincent JL, de Mendonça A, Cantraine F, et al.: Use of the SOFA score to assess the incidence of organ dysfunction/failure in intensive care units: results of a multicenter, prospective study. Working group on "sepsis-related problems" of the European Society of Intensive Care Medicine. Crit Care Med, 26(11): 1793-1800, 1998.

2)
Singer M, Deutschman CS, Seymour CW, et al.: The third international consensus definitions for sepsis and septic shock(Sepsis-3). JAMA, 315(8) : 801-810, 2016.

3)
Peterson MC, Holbrook JH, Von Hales D, et al.: Contributions of the history, physical examination and laboratory investigation in making medical diagnoses. West J Med, 156(2): 163-165, 1992.

4)
Subbe CP, Kruger M, Rutherford P, et al.: Validation of a modified early warning score in medical admissions. QJM, 94(10): 521-526, 2001.

5)
Paterson R, MacLeod DC, Thetford, D, et al.: Prediction of in-hospital mortality and length of stay using an early warning scoring system: clinical audit. Clin Med, 6(3): 281-284, 2006.

6)
Royal college of physicians: National Early Warning Score (NEWS): Standardising the assessment of acute-illness severity in the NHS. Report of working party, RCP, 2012.

7)
Royal college of physicians: National Early Warning Score (NEWS)2: Standardising the assessment of acute-illness severity in the NHS. Report of working party, RCP, 2017.

8)
Churpek MM, Yuen TC, Edelsn DP: Risk stratification of hospitalized patients on the wards. Chest, 143(6): 1758-1765, 2013.

Chapter 9

臨床推論の進め方

臨床推論の
道筋と目的を
整理する

直感的か，網羅的か？
「迷路」で考える臨床推論の道筋

患者さんが突然強い痛みを訴えたり，意識を失っていたりしたら，私たちは観察すべきこと，行うべきことを瞬時に判断しなければなりません。この時の思考過程がまさに臨床推論です。ここで必要なのは，情報を選択・整理し，何を優先し，何を捨てるのか，という判断です。これらの思考や判断の道筋をみていきましょう。

◉迷路をどう抜ける？

イメージがわきやすいよう，迷路を使って説明していきます。

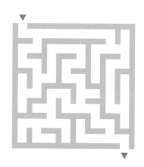

▼直感的判断

パッと見て，通り抜けてみましょう。

抜けられました！

これは直感的判断によるものです。

最も早い方法ですが，最初に間違った方向に行ってしまうと，ずっと間違い続けるリスクがあります。ちょっとしたブレの影響がものすごく大きくなってしまうのです。

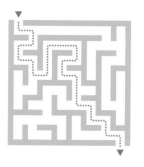

▼網羅的判断

では，迷路を理詰めで解く方法があるのでしょうか。実はあるのです。例えば，壁伝い法。壁の切れ目から延々と壁をなぞっていきます。ずっとなぞっていくと，いつか壁が切れます。それが出口です。

出口があれば，必ずいつかはたどり着きます。でもこの方法，ものすごく手間と時間がかかります。

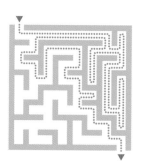

▼仮説演繹法

　では，私たちは迷路を解く時に，実際にはどのような方法をとっているのでしょうか。

　「こっちかな？」とあたりを付けて（仮説を立てて），まずある方向に行ってみる，そして行き止まりになったら１つ引き返して別の方向に行く。それを繰り返していくのではないでしょうか。この方法は，最初の直感だけで進むほどリスクはありませんし，すべてを確認しながら進むほど手間もかかりません。

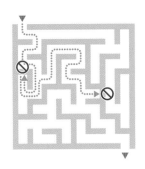 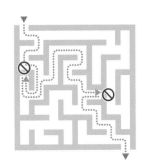

　私たちは，多くの場面で仮説演繹法を使って患者さんの状態を判断しています。

　例えば患者さんから「お腹が痛い」という訴えが聞かれた時を考えてみましょう。いきなり「盲腸ですね！」なんて言わないですよね。あるいはすべての可能性を確認しようと「お腹が痛い…。では，視力はいくつですか？　聴力はどうでしょう。虫歯はありませんか？…」などとすべてを聞いていく人もいません。

　「今朝，何か普段と違うものを召し上がりませんでしたか？」「消費期限は大丈夫でしたか？」「ほかに一緒に食べたものはありますか？」などと聞いていくのが普通の手順です。これは「何か悪いものを食べたのかもしれない」という仮説を立て，それを確認していく作業，仮説を成り立たせるための追加の情報を収集する作業をしています。つまり，仮説演繹法によって臨床推論をしているのです。

　新人や学生の時には仮説を立てるのが難しかったはずです。なぜならパッと場面を見た時に，「こうかもしれない」という妥当な仮説を立てるだけの知識や経験が乏しいからです。でも「お腹が痛い」と言われたら，すべての可能性を考えて確認するようでは，手間ばかりかかって一向に結論にたどり着くことができません。

　一方で，「お腹の右下が痛い」と言われて，すぐに「盲腸ですね！」と決めつけてしまうのも困りものです。直感的にそれなりの仮説を立てる力と，網羅的にそれを裏づける力（診断的理由づけ）がないと，仮説演繹法を使った臨床推論は難しいのです。

⊙ 新たな視点から考えてみる

ここでもう一度，迷路に戻ります。

新たな視点で迷路にもう一度挑戦してみましょう。

迷路で新たな視点？ そんなものがあるのでしょうか。

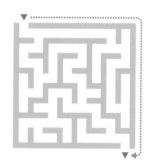

▼水平思考

こんな方法があります。

入口から出口へ，すぐに到着しました！

迷路って入口から出口に行くことですよね。それなら，こんな方法も「あり」ではないでしょうか。

入口から出口に抜けるには，迷路の中を通る方法が一般的です。でも本当にそれが唯一の方法なのか，ベストな道筋なのか，考えることも時には必要です。常識や固定観念にとらわれずに考える，これが水平思考です。

臨床では，仮説を立てて理詰めで考えていくことも大切ですが，水平思考も必要です。問診をして懸命に考えてたどり着いた結論を，「本当にそうかな？」と他人のように突き放して考えてみるのです。これはまるで，自分の中に冷静なもう一人の自分を作るようなものですから，なかなか難しいものです。

水平思考のトレーニングができるのが，カンファランスの場面です。カンファランスでは，自分の角度や距離からは見えなかった患者さんの情報が次々に投げ込まれてきますから，自分の考えを「本当にそうかな？」と見直すことができます。

⊙ 臨床推論は「手段」である

迷路の中を通るのは，手段であり目的ではありません。目的は出口にたどり着くことです。

臨床でも同じことがいえます。臨床推論は手段であり，目的は患者さんの役に立つことです。「私はこんなに頑張っているのに」といくら言っても，それは手段の話。臨床推論によって患者さんの急変を見抜いたり，息苦しさが和らいだりすることで，はじめて目的が達成されたことになります。

緊急時は直感的判断で駆け抜ける

直感的判断，網羅的判断について，詳しくみていきましょう。

まずは直感的判断から。急変時にはじっくりと考えている時間などはありませんから，直感的判断をしながら動きます。ただし足元にあるたくさんの落とし穴に注意することを忘れずに。

◉ 直感的判断──「なんか変」で判断しなければならない時

「ヒューリスティック」という言葉を聞いたことがあるでしょうか。これは「直感」「臨床の勘」のようなものです。

臨床で私たちが感じる「なんか変」という感覚は，だいたい当たっています。何が変なのか，どう変なのか，うまく説明できなくても「なんか変」，まさに勘です。

患者さんが意識を失くしていたり，血圧が極端に下がっているような急を要する時は，「なんか変」という勘から次の行動を判断しなければなりません。なんでも丁寧に考えればいいというわけではなく，今処置をしないと患者さんの生命に関わるような時は，判断しながら駆け抜けるのです。低血糖が疑われるなら糖を入れる，脳血管障害が疑われたら速やかにX線やCT検査に向かう，などのような場合です。

◉ 落とし穴を意識しながら駆け抜ける

直感によって判断し駆け抜ける際には，たくさんの落とし穴があります。何も見ずに走るのではなく，足元にあるたくさんの落とし穴を意識して避けながら走ることが必要です。私たちが引っかかりやすい落とし穴は，「認知バイアス」として整理できます。

認知バイアス		例えば…
利用可能 (availability)，想起，検索容易性	思い浮かべやすい事柄を優先する	右下腹部が痛い→虫垂炎？
係留性 (anchoring)	最初にこれと思ったことに固執する	「虫垂炎に違いない」「予防接種の副反応に違いない」
調整性 (adjustment)	都合よく過大評価・過小評価する	血圧が高いのは病院で緊張しているからだ
代表性 (representative)	典型的な事項を過大評価する	いつも大げさに訴えるので，今回の訴えもたいしたことはないだろう
過信性 (overconfidence)	仮説を過剰に信頼する	低血糖ならば冷汗がみられるはずだが，冷汗が認められないので低血糖ではない

直感的判断によって動く際には，認知バイアスをはじめとした落とし穴がたくさんあります。でも，目の前の患者さんの急変に気がついたら，私たちは判断しながら動くしかありません。落とし穴を避けるための要点をまとめておきましょう。

1 木「も」見て，森「も」見る——細部の観察と全体像を把握する

「木を見て森を見ず」と言われますが，直感で動く時，大づかみすることは大切です。だからと言って，足元の木の根っこに足を取られてはいけません。つまり私たちは，「木も森も」見なければなりません。患者さんの訴えや顔色，バイタルサインを細かく見ながら，身体に何が起きているかという全体像を見る必要があるのです。

2 好奇心を持つ ——positive thinking

好奇心というと少し「興味本位」のようなニュアンスもあるかもしれませんが，要は患者さんの状態に興味を持つことが大切です。一見すると無駄に思える情報があるかもしれませんが，そもそも無駄な情報というものはないのです。「異常がないこと」，それすらも大切な情報です。

3 よい経験を積む ——量と質ともに

直感的な判断から動くためには，ある程度の経験を積むことが必要です。それも今後に活かすことができるような質の高い経験を重ねることが重要です。

4 振り返りをする ——バイアスからの脱却を目指して

経験しただけでは，それをその後に活かすことができません。「あっ！ 心電図波形がフラット！？ いやいや，送信機の電源がオフのままだった…（次回からは電源の確認を怠らないようにしよう）」などと，起きたことを振り返ることが大切です（かなり初歩的な間違いですが，実はよくあることです）。あるいは，「麻痺が身体の片側だけで起きているから，低血糖発作ではない」と思っていたら，実は低血糖発作だった，などの場面。これは「低血糖発作は全身疾患なので片麻痺にはならない」という思い込み（バイアス）による間違いです。ここで「ごく初期の低血糖発作では麻痺の左右差を認めることがあるので，片麻痺だからといって低血糖は否定できない」という振り返りを含めた経験を積んでいくことが必要です。

網羅的判断は「理詰め」で考える

網羅的判断とは，理詰めで考えていく判断の仕方です。
直感的判断よりも漏れが減り診断制度が高まりますが，手間が過剰になり，診断効率が悪くなるという弱点があります。
網羅的判断のいくつかのパターンを見ていきましょう。

網羅的判断のパターン

アルゴリズム	枝分かれ理論（flow chart）	階層的に進める
	判断樹（decision tree）	確率変数での重み付けをする
フレームワーク	マトリックス	複数の変数を組み合わせる
	グルーピング	共通項を利用する
	時系列	時間関係や因果関係から説明する
確率論的	EBM/ EBN, EBP	「根拠（rationale）」あるいは十分な「証拠（evidence）」から判断する

⦿ アルゴリズム，フレームワークで道筋に沿って考える

　階層的に思考を進める枝分かれ理論（flow chart）とは，道筋に沿って判断していく考え方です。例えば「尿の出が悪い」という訴えから，その原因を探る場合などは，道筋に沿って考えていけば答えが出てきます（➡p.7）。腎臓に血液が届いていないのか（腎前性），腎臓が尿を生成できなくなっているのか（腎性），尿は生成されていても外に出ることができなくなっているのか（腎後性）などは，アルゴリズムに沿って考えていけばわかります。

　答えが1つでない場合もあります。例えば，虫垂炎を疑ったら必ず手術をするわけではありません。「こういう状態なので抗菌薬で様子をみよう」「これは手術をしたほうがいい」などと重みを付けて判断するのが，判断樹（decision tree）の考え方です。

　そのほかにも，複数の変数を組み合わせて判断するマトリックスや，共通項を利用するグルーピング，時間関係や因果関係から説明する時系列による判断などのフレームワークがあります。

⦿ 確率論的判断──「根拠」か，十分な「証拠」から判断する

　実際の臨床で，アルゴリズムのように判断の道筋がきれいに見えることは，かなり限られています。この症状があればAへ，血圧がいくつ以下ならBへ…とたどっていくだけで判断できることなんて，実は臨床ではあまり多くありません。

　私たちが臨床で網羅的判断のベースにしているのは，ほとんどが「確率論的判断」です。確率論的判断は，EBM (evidence based medicine) やEBN (evidence based nursing)，EBP (evidence based practice) などで代表される考え方です。

⦿ evidenceは「根拠」ではなく「証拠」

　EBNのことを「根拠に基づく看護」と訳すことがありますが，evidenceの日本語訳は「証拠」であって「根拠」ではありません (根拠は英語でいうとrationaleです)。

　対象の数 (症例) がたくさんあり「ほとんどの時にこうだったから，今回もたぶんこうだよね」というのが「証拠」に基づいているということであり，しっかりとした理屈が紐づいているのが「根拠」です。

　例えば，ここに出入口がたくさんあるブラックボックスがあるとします。ある入口に100人が入ったら，特定の出口から95人が出てくるということがわかっていたとしましょう。

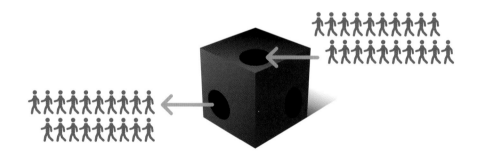

　「たぶんここから出てくるはず」と思っていたら出てこなかった場合の確率が5％未満として，「ここから出てこないということはまずないだろう」と考えるのが「証拠」に基づいた判断です。「必ず出てくる」とは言えないので，5％未満をほぼないことにして，「出てこないことはない」というのが「証拠」をもとにした判断となります。

　一方，なぜここから入っていったらここに出るのか，ブラックボックスの蓋を開けて中の道筋がわかれば，それは「根拠」となります。

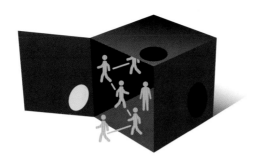

なるほど，こういう道筋
があったんですね！

◉「根拠」がなければ判断はできない？

　経験の積み重ねから「たぶんこうだよね」というのが「証拠」です。私たちの臨床実践の拠り所となる「証拠」はたくさんあります。ただし，それらはすべてが「根拠」にまでなってはいません。「証拠」を「根拠」にするプロセスが「研究」というものですが，すべての証拠について，研究が追いついていないのです。十分な数の「証拠」はある，でも「根拠」にまでは至っていない，臨床にはそういったものが山のようにあります。

　できるだけ説明しきれる「根拠」で判断をしたい，でも「根拠」になっていない「証拠」を使わなかったら，私たちは臨床での判断の拠り所にしているもののほとんどを手放さなければならなくなります。それは無理です。

　十分な証拠があれば，それをもとに判断をすることは臨床では「あり」です。

column

しゃっくり（吃逆）をどう止めますか？

　しゃっくりの止め方は，人それぞれあるようです。「誰かに驚かせてもらう」「限界まで息を吸い，止めて待ち，ゆっくりと吐く」「水を一気飲みする」「お椀に入れた水を反対側のふちから飲む」や「レモンを噛む」など，様々な方法が紹介されていますね。

　しゃっくりは横隔膜の不随意な収縮が繰り返されるためであるとされていますので，驚いたり，息を止めたりすることや水を飲むことは一時的な息止めになるため，横隔膜を静止させることに寄与するでしょう。レモンを噛むことで脳から胃にかけて走る迷走神経が刺激され，「焦点をしゃっくりから酸味に切り替えなさい」というシグナルを脳に送る，という説明も目にしたことがあります。しかし，これらでは止めるメカニズムを完全には説明しきれません。

　しゃっくりの原因には重大な疾患が隠れている場合もあり，その場合はその疾患自体への適切な対応が必要となりますが，多くの場合，しゃっくりが起こる原因やきっかけが明確でなく，それもあって特定の根治療法に絞りきることはできません。

　根治がかなわないからといって，何もしないというわけではないですね。様々な試行錯誤と多くの経験による篩によって，不愉快なしゃっくりへの適切な対処が伝承されてきました。このように，それなりの説明を持って根拠を示すことができることと，その限界を超えるものについては多くの経験による証拠で臨む，ということは臨床場面でよくあることなのです。

網羅的判断に欠かせない理論的根拠

臨床での網羅的判断は、「証拠（evidence）」や「根拠（rationale）」を拠り所としてなされます。臨床では「証拠」で判断する場面が多いですが、説明がし切れる根拠、つまり理論的根拠をもって網羅的に判断する力は、急変を見抜いたり、red flag sign（➡p.96）に気づき的確に対応したりするために欠かせません。

　臨床で判断をする際に拠り所となる「根拠」には、どのようなものがあるでしょうか。まず挙げられるのは、人間の身体の構造や働きといった解剖学・生理学などの知識です。また、それらがどんなふうに崩れるかという臨床病態学の知識、それに対して用いる薬の作用についての臨床薬理学、さらには「身体をこの向きにするといい」といったような、ケアの方法論の知識などがあります。こういったことは、ある程度理屈で説明がつきます。

網羅的判断の要点：rationale

- 身体の構造を正しく知る
  ——解剖学的知識体系を駆使できる

- 身体の働きを正しく知る
  ——生理学的知識体系を駆使できる

- 身体の構造・機能の逸脱を正しく知る
  ——臨床病態学についての知識を応用できる

- 身体の正常からの逸脱への対処について知る
  ——臨床薬理学・ケア方法についての知識を持つ

⊙ 網羅的判断のベースにあるのは、人体の構造や機能についての知識

　例えば、連続性副雑音が聴取された場合、低い音ならば気管の太い部分が狭くなっているのかもしれない、さらにそれが高く変わるようならば狭窄が進み非常に危険な状態になりつつある、などと判断できるのは、人間の身体の構造や機能を知っているからです。それらの知識を駆使することなく、血圧をルーティンで測定し数値をただ記録するだけでは、脈圧の増大から大動脈弁閉鎖不全症の可能性を頭に浮かべたり、脈圧の増大に加えて急な意識障害がみられた時にクッシング現象を起こしているかもしれない、などと瞬時に考えたりすることはできないでしょう。

Lesson
5

効率的に
原因を絞り込む

患者さんの訴えや症状から，今何が起きているのかを判断しようとする時，すべての可能性を1つずつ検討していたら，いくら時間があっても足りません。効率的に原因を絞り込むための工夫を身につけておきましょう。

網羅的判断をもう一歩進めて，患者さんに起きていることが何に起因するものなのかを推論する場面を考えてみましょう。

例えば，「調子が悪い」という訴えから考えられる原因は山ほどありますから，一度には見渡しきれません。人間が一度に頭の中で把握しきれるアイテムの数は，7つくらいまでといわれています（英語では「マジックナンバーセブン」などと呼ばれます）。

病棟を12人のスタッフで担当するとしたら，1人のリーダーのもとで12人のチームで動くよりは，AチームとBチームに分けて，少ない人数のチームで動くと思います。見渡しきれる数になるよう，サブグループを作るという工夫をしているのです。

◉ 病態的アプローチ──ざっくりと原因を探る

「調子が悪い」原因を考える時も，考えられる原因を系統別に分け，サブグループを作るという工夫ができます。

例えば，病態的アプローチの枠組みとしてVINDICATE＋Pがあります。考えられる原因の頭文字を並べたもので，この視点で分けて考えていくと，ある程度含まれるものが限られてくるので，見落としせず，なおかつ全体を見渡しやすくなります。

VINDICATE＋P

Ｖascular：血管性

Ｉnfection：感染

Ｎeoplasm：新生物

Ｄegenerative：変性

Ｉntoxication：中毒

Ｃongenital：先天性

Ａllergy/Autoimmune：アレルギー/自己免疫

Ｔrauma：外傷

Ｅndocrine/Epilepsy：代謝・内分泌/てんかん

Ｐsychogenic：心因性

◉状況からの絞り込み──突然起きた症状の原因は？

　状況から絞り込むアプローチの仕方もあります。例えば，突発的に起こった症状の場合はVAPEが使えます。致死的疾患として挙げた雷鳴頭痛（➡p.97）など，瞬間的に来る激しい痛みの場合に原因を絞り込む時に役立ちます。

VAPE

V ascular：血管性

A llergic：アレルギー性

P sychogenic：心因性

E pileptic：てんかん

急に起こった症状の原因は，VAPEのどれかではないかと考えると，整理ができます。

　例えば，がんの場合は，ある瞬間にがん細胞ができるわけですが，症状がその時に一気に出るということはありません。「いつの間にか」症状が出てきます。

　それに対し血管性の疾患の場合は，症状の出方が激しく，突発的です。血流が途絶えたらあっという間に症状が出ます。アレルギーや心因性，てんかんもある瞬間に突然に起こります。

◉状況からの絞り込み──左右差はあるか？

　外科系，内科系という整理の仕方も役立ちます。

　外科系と内科系では，症状の出方が異なります。内科系では，左脚だけ糖尿病とか，右半身だけ痛風などということはありえません。症状は基本的に左右差なく，同じように出てきます。

　一方，外科系では，例えば左右同じ場所に傷口ができるということはまずありません。腫瘍や骨折など，目に見えたり手に触れたりする「ブツ」が対象となる外科系の疾患の場合には，だいたい左右差があります。ずっと左右差がある状態が続いていたら，いずれ「○○外科」のお世話になるかもしれないと考えておくと，ほぼ間違いないでしょう。

経験に基づく「証拠」から判断する

人体の構造や機能といった理屈の明確な「根拠」について説明してきました。でも実際の臨床では、「根拠」にまでは至っていない「証拠（evidence）」から判断をしていることが少なくありません。私たちは臨床において、それをどのように考えていけばよいのでしょうか。

実際の臨床では、「理屈は付けられなくても、これまでの経験からこうしたほうがいい」ということがよくあります。「根拠」までに至らない「証拠」を「経験則でしかない」といったら、そこで終わってしまいます。

◉ 理屈と経験を結び付けて判断する

臨床で判断をする時、経験に基づいた「証拠」となる情報については、合理的に説明をする努力をしましょう。説明しきれなかったからといって、経験に価値がないと思う必要はありません。

また、「根拠」とされていることにも限界があります。すべてが理屈で説明しきれるものでもありません。そこを補完するのが経験であり、証拠です。

正しいアドバイスのもとで適切な経験を重ね、すでにわかっている理屈と経験を結び付けて考えられるようになれば、患者さんへの説明も説得力のあるものになります。人間の身体の仕組みや病態などわかっていることは明確に伝え、そこから先の経験に基づいたことについては、「まだはっきりしたことではないけれども、私を含めたスタッフたちが重ねてきた経験からしても、これはこうしたほうがよい」ということを分けて、きちんと説明をすることができます。

例えば、「背面開放座位は意識障害を改善する」といったような、かなり説明はされているけれども、すべてが完全に理屈で説明しきれていないようなことです。

網羅的判断の要点：evidence

- 根拠となっているものの限界を知る
  ——すべてが理屈で説明しきれるものでもない

- 正しいアドバイスのもとで、適切な経験を積む
  ——理屈と経験則との接点を見きわめる

- 可能な説明を考える
  ——経験則を少しでも理屈化する努力を重ねる

臨床推論の目的に
立ち返る

直感で考える，理詰めで考える，仮説を立てて検証する，視点を変えてみる，そういったことをうまく組み合わせて進めていくのが臨床推論です。

　忘れてはいけないのは，これらの考える，推論するという一連の臨床推論，つまりアセスメントは手段であり，目的ではないということです。そもそも私たちは何のためにアセスメントをするのでしょうか。最後に「臨床推論の目的」について考えてみましょう。

◉「患者さんの今の状態を知る」ことも目的の１つ

　呼吸音を聴診して「ヒューッ」という音が聴取された時，「喘息である」と判断ができるでしょうか。確かに喘息かもしれないですが，そうとは言いきれません。

　「ヒューッ」という高調性連続性副雑音は，本来は広いはずの空気の通り道が狭まっている時に出る音です。口を開けて息をすると音は出ませんが，口をすぼめて息をすると「ヒューッ」という口笛のような音が出るのと同じです。

　空気の通り道，つまり気管を狭める原因はいくつも考えられます。平滑筋が収縮して内腔が狭くなる気管支喘息かもしれないし，誤嚥によって気管がふさがれかけているのかもしれないし，あるいは腫瘍が張り出して気道をつぶしかけているのかもしれません。それは，聴診音からだけでは判断ができません。でも，だからといって聴診で何の判断もできていないのかというと，そんなことはありません。

　患者さんの今の状態を知ることが目的だったのなら，「本来はもっと楽に空気が通るはずの気管が何らかの理由で狭まってしまっているために，不都合が生じている状態」という情報が得られれば，十分目的は達しています。

◉病名を付けること「だけ」が目的ではない

　医療機関にいると，患者さんを「病名」で呼んでしまうことがあります。「急性肝炎の人」「脳梗塞の人」「糖尿病の人」……，でも急性肝炎という疾患が病衣を着て，病院のベッドに横たわっているわけではありません。

　肝臓に急性の炎症を伴って，家で過ごすのが難しいので慣れない病院という環境に一時的に身を置いている人，仕事や子どものことを気にかけながら治療を続けなければならない人，そういう人たちを私たちはみているのです。

　普段，患者さんを病名で呼んでいると，病名がつかないとアセスメントができていないように思ってしまうかもしれません。でも，アセスメントの目的は病名を付けることだけではないはずです。

　ケアプランを立てることが目的であれば，それに見合ったゴールにたどり着かなければなりません。患者さんが今何に困っているのか，どこがつらいのか，それを知るためにはどういったアセスメントをすべきなのかを考えましょう。そこに必ずしも病名は必要ではありません。

⊙ 今，ここで求められていることに見合ったアセスメントをする

　一方で，病名が判断に必要な時もあります。例えば先ほどの「ヒューッ」という呼吸音が聴取される場合，気管支拡張薬が効くかどうかは気管を狭めている原因がわからなければ判断できません。気管支拡張薬は喘息には効きますが，誤嚥性肺炎には効かないからです。

　結局のところ，アセスメントの目的を考える時，病名がいるか・いらないかはあまり問題ではありません。今，ここで求められていることに見合ったアセスメントを考え，判断し，推論をしていくのが臨床推論の本質です。「アセスメントしたら，次どうしましょう？」ではなく，何のためにアセスメントをしているのか，という目的を常に見失わないことが大切です。

アセスメントの目的を自覚し，余計なことをしない

　アセスメントの目的がわかっていないと，「余計なこと」をしてしまうことがあります。

　極端な例ですが，例えば，「38℃以上の発熱でボルタレン坐薬を使用する」という指示が出ている時，患者さんの体温を婦人体温計で測ったら「37.98℃」と測定されたとします。その場合，38℃まで達していないからと，坐薬を使うのをやめるでしょうか。

　ボルタレンを使うか使わないかの判断に小数点以下2桁目までの値はいらないですよね。普通の体温計で測って38℃程度で，患者さんがつらそうであれば，坐薬を使う判断をすると思います。排卵日を知るには小数点2桁までの情報が必要ですが，坐薬を使うかの判断には小数点以下の数値は不要，細かい数値は必要ありません。

　体温を測る，呼吸音を聴く，血圧を測る，といったルーティンで行うバイタルサイン測定の際にも，自分が今何をみようとしているのか，そのためには何が必要で何が必要ないのかを常に意識することで，患者さんの急変のサインにも気がつくことができます。

「急な症状」からの臨床推論

1 生命の危機に結び付く 頭痛を見分ける

急激に起こった激しい症状＝緊急性の高いものと考えられます。
「ものすごく頭が痛い」「今までに経験したことがない頭痛」といった訴えからすぐに思い浮かべるべきものは，「脳出血」「くも膜下出血」「髄膜炎」の3つです。

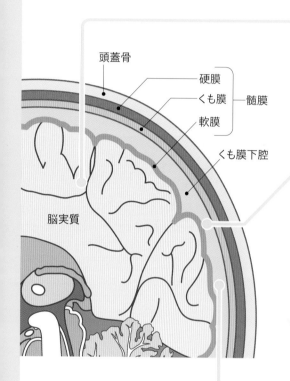

頭蓋骨
硬膜
くも膜 ─ 髄膜
軟膜
くも膜下腔
脳実質

危険な頭痛 1 | 脳出血
▶ 脳実質で血管が破れることで起こります。

危険な頭痛 2 | くも膜下出血
▶ 脳を包んでいるくも膜と脳の表面にへばりついている軟膜の間（くも膜下腔）で血管が破れることで起こります。

▶ 破れた血管から漏れた血液が脳内に溜まることで頭蓋内圧が高まり（頭蓋内圧亢進），激しい頭痛や悪心・嘔吐などの症状が起きます。
▶ 頭蓋内圧亢進が進み脳ヘルニアを起こすと，呼吸を司る脳幹が圧迫されます。

危険な頭痛 3 | 髄膜炎
▶ くも膜下腔に存在する脳脊髄液が細菌やウイルスに感染することにより起こります。
▶ 感染による発熱が起きるほか，脳実質が腫れるため進行すると脳出血やくも膜下出血と同様に頭蓋内圧亢進を起こすことがあります。

「脳出血」と言った場合，2つの意味があります。1つは，広い意味で「脳で出血が起きた場合」。この場合はくも膜下出血や硬膜外血腫も含まれます。
　もう1つは，上記1の「脳実質で出血が起きた場合」です。この場合は出血した部位を限定しています。

1｜脳出血

発症の機序

1 動脈瘤ができて血管自体がもろくなっている部分があったり，血圧が高く血管が耐えられなくなることで，脳実質〔主に被殻，皮質下，視床下，脳幹（橋），小脳〕の血管が破れる

2 破れた血管から漏れた血液が脳内に溜まり，頭蓋内圧が高まる（頭蓋内圧亢進）

3 頭蓋内圧亢進が進み脳ヘルニアを起こすと，呼吸を司る脳幹が圧迫される

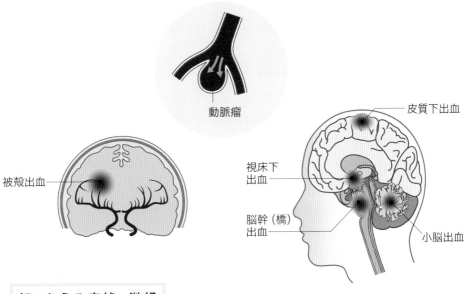

動脈瘤

被殻出血

皮質下出血

視床下
出血

脳幹（橋）
出血

小脳出血

起こりうる症状・徴候

- 突然起こる激しい頭痛（脳を包んでいるくも膜や硬膜がピンと張るために痛む）
- 悪心・嘔吐，項部硬直により首を曲げづらくなる（急激な頭蓋内圧亢進による）
- 脈拍の変化（身体にストレスがかかることで交感神経が優位になり脈拍が速くなる。ただし頭蓋内圧亢進が進めば脈拍はゆっくり，かつ強くなる➡**クッシング現象, p.50**）

memo

　脳実質（俗に言う脳みそ）には痛みを感じる神経がありません。脳出血で激しい頭痛が起こるのは，脳実質が膨れることで脳実質を包み込んでいるくも膜や硬膜が急にピンと張ることで痛むからです（くも膜や硬膜には痛みを感じる神経があります）。そのため少量の出血や，じわじわと起こる出血の場合，痛みがあまり生じない場合もあります。

　脳出血もくも膜下出血も典型的な症状としては「激しい頭痛」が挙げられます。それぞれメカニズムは異なりますが，現れる症状としては同じ「激しい頭痛」です。どこで出血が起きているかは，CTなどの画像を確認しないとわかりません。

2｜くも膜下出血

発症の機序

1 動脈瘤ができて血管自体がもろくなっている部分があったり，血圧が高く血管が耐えられなくなることで，くも膜と軟膜の間（くも膜下腔）で血管が破れる

2 破れた血管から漏れた血液が脳内に溜まり，頭蓋内圧が高まる（頭蓋内圧亢進）

3 頭蓋内圧亢進が進み脳ヘルニアを起こすと，呼吸を司る脳幹が圧迫される

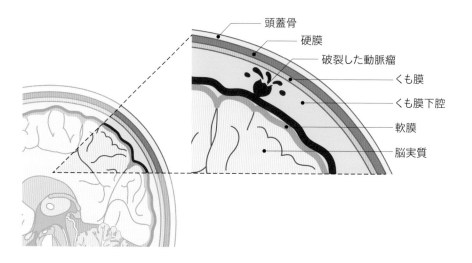

- 頭蓋骨
- 硬膜
- 破裂した動脈瘤
- くも膜
- くも膜下腔
- 軟膜
- 脳実質

起こりうる症状・徴候

- 突然起こる激しい頭痛（脳を包んでいるくも膜や硬膜がピンと張るために痛む）
- 悪心・嘔吐，項部硬直により首を曲げづらくなる（急激な頭蓋内圧亢進による）
- 脈拍の変化（身体にストレスがかかることで交感神経が優位になり脈拍が速くなる。ただし頭蓋内圧亢進が進めば脈拍はゆっくり，かつ強くなる**➡クッシング現象，p.50**）
- 身体の片側に生じる麻痺（症状が重篤な場合：Hunt and Kosnik分類でグレードⅢ～Ⅳ以上）

memo

　くも膜下腔で出血するのがくも膜下出血ですが，硬膜と頭蓋骨の隙間で出血するのは硬膜外血腫です。硬膜外血腫は頭を強く打つなどの外傷が原因で生じることがほとんどで，何も外傷がないのに起こることは稀です（外傷を負ってから時間が経って発症することはあります）。

　また，同じ脳内の血管障害でも，脳梗塞では頭痛の訴えはあまりありません。脳梗塞は血管が詰まった状態なので膜が突っ張るような痛みは出ず，突然力が抜けて持っているものを落とす，立てない，ふらつくなどの症状が現れます。

③ 髄膜炎

発症の機序

1 くも膜下腔にある脳脊髄液にウイルス性や細菌性の感染が生じる
2 感染によって炎症が起こり，脳実質が腫れてくる
3 頭蓋内圧が高まる（頭蓋内圧亢進）
4 頭蓋内圧亢進が進み脳ヘルニアを起こすと，呼吸を司る脳幹が圧迫される

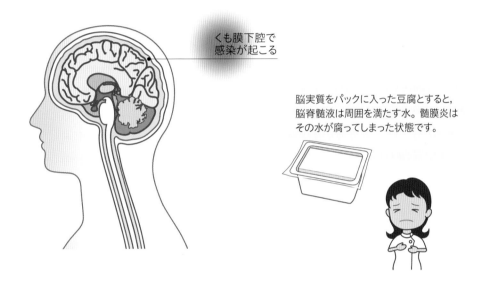

くも膜下腔で
感染が起こる

脳実質をパックに入った豆腐とすると，
脳脊髄液は周囲を満たす水。髄膜炎は
その水が腐ってしまった状態です。

起こりうる症状・徴候

- 激しい頭痛（くも膜がピンと張るために痛む）
- 発熱（炎症による）
- 悪心・嘔吐，項部硬直により首を曲げづらくなる（急激な頭蓋内圧亢進による）

✏ memo

　髄膜炎には細菌性とウイルス性がありますが，細菌性のほうが難治性です。細菌を抑制しようと抗菌薬を点滴しても，脳には血液脳関門という血液から脳組織に余計な物質が入らないように制限する仕組みがあるため，薬剤が染みわたっていきにくいのです。そのため脳脊髄液に直接薬剤を注入する髄液注射（髄注）が必要となることもあります。ウイルス性の場合は，自分の免疫でウイルスを排除することができるので，体力を温存するなど身体全体の調子を整えていくことで治癒が望めます。

2 | 生命の危機に結び付く
胸痛を見分ける

急激に起こった激しい症状＝緊急性の高いものと考えられます。
「急激に胸が痛い」という訴えや，激しい胸痛の症状からすぐに思い浮かべる
べきものは，「心筋梗塞」「肺梗塞」「大動脈解離」の3つです。

危険な胸痛 1 | 心筋梗塞

▶ 動脈硬化によって心臓の筋肉に血液を送っている血管が狭くなったり，血栓ができて詰まりかけたりすると，心筋への血液の供給が減少します（狭心症）。

▶ 狭心症が進んだ状態が心筋梗塞で，血栓が冠動脈を完全にふさいでしまうと，そこから先には血液が流れず，心筋は酸素不足に陥り，壊死してしまいます。

危険な胸痛 2 | 肺梗塞

▶ 心臓から肺へ血液を運ぶ血管である肺動脈が血栓により閉塞した状態が肺塞栓症です。

▶ そのまま閉塞した状態が続き，血流が途絶え，肺が壊死した状態が肺梗塞です。広範囲の肺動脈がふさがれてしまい必要な酸素量が供給されないと，突然死に至ることもあります。

危険な胸痛 3 | 大動脈解離

▶ 大動脈の壁は3層構造になっていますが，この壁の一部が裂けて解離し，その隙間に血液が流れ込むと瘤のように膨れ上がります。これが破裂すると大出血を起こし，生命の危機につながります。

　このほかに考えるべき危険な疾患は食道破裂ですが，これは突然前触れなしに起こることはあまりありません。でも上記の3つの疾患は，いつ，どこで，誰に起きるかわかりませんし，見逃したら生命に関わります。いつでも頭の中のリストに入れておくべき疾患です。

1 | 心筋梗塞

発症の機序

1 動脈硬化によって血液の通り道が細くなったり，血栓ができて詰まりかけたりする（狭心症）。心筋への血液の供給が低下する

2 冠動脈が完全に閉塞すると心筋の働きがさらに低下し，心筋が酸素不足となる

3 心筋が壊死する

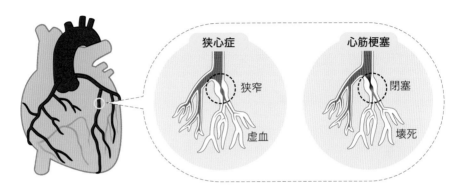

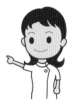

傷を残さないのが狭心症，傷を残すのが心筋梗塞で，原因は同じです。この2つをまとめてacute coronary syndrome(急性冠症候群)と呼ぶこともあります。

起こりうる症状・徴候

- 激しい胸痛（心筋への酸素の供給が低下するため）
- 頻脈（心臓の1回拍出量の低下を代償しようとするため）
- 蒼白（心拍出量の低下を末梢血管抵抗を高めることで代償しようとするため）
- 呼吸困難（酸素の供給が不足するため）
- 呼吸数増加（酸素の供給を高めようとするため）
- 冷汗（交感神経系が過緊張になるため）

memo

　急性心筋梗塞は，「突然出現する前胸部痛が30分以上続く」症状が典型とされています。しかし特に高齢者の場合，心筋梗塞でも痛みを感じない場合があります。若年者でも，「激しく胸が痛む」というよりは，「胸のあたりが押しつぶされる感じ」などの漠然とした訴えや，「肩が張る・重い」などの訴えもよく聞かれます。症状を総合して心筋梗塞を疑った場合，確定診断は心電図所見や血液検査などで行います。

2 | 肺梗塞

発症の機序

1 心臓から肺へ血液を運ぶ血管である肺動脈が血栓によって閉塞する（肺塞栓症）
2 閉塞した状態が続き，血流が途絶える
3 肺が壊死する

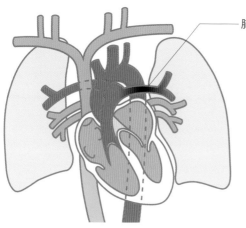

肺血栓

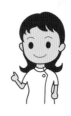

もともと強い動脈の狭窄があるような状態でなければ，突然肺の血流が詰まることは考えられません。何かが流れてきて，血管に栓をしたと考えるのが自然です。それが血の粒ならば血栓，脂肪の粒なら脂肪塞栓，空気の粒なら空気塞栓です。

起こりうる症状・徴候

- 激しい胸痛（血液循環が途絶えるため）
- 呼吸困難（酸素の供給が不足するため）
- 血痰（血管が破綻した場合）
- 呼吸数増加（酸素の供給を高めようとするため）
- 呼吸音は正常（あるいはその直前と変わりがない）
- 冷汗（交感神経系が過緊張になるため）

 memo

　「息苦しい」にもかかわらず呼吸音は正常である，というのも肺梗塞を疑う症状の１つです。呼吸音の聴診でわかるのは，酸素を肺胞に取り込むという「換気」の状態のみです。肺梗塞の場合，換気自体は正常に行われているため，呼吸音自体は正常です。

③ 大動脈解離

発症の機序

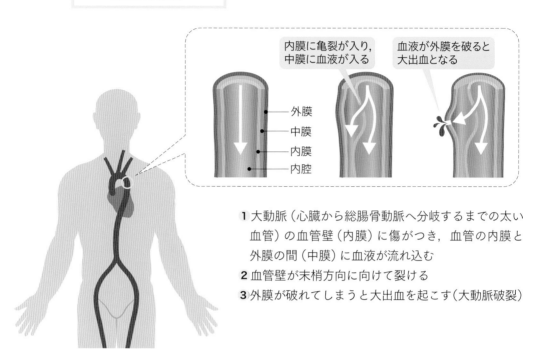

内膜に亀裂が入り,中膜に血液が入る

血液が外膜を破ると大出血となる

外膜
中膜
内膜
内腔

❶ 大動脈（心臓から総腸骨動脈へ分岐するまでの太い血管）の血管壁（内膜）に傷がつき，血管の内膜と外膜の間（中膜）に血液が流れ込む

❷ 血管壁が末梢方向に向けて裂ける

❸ 外膜が破れてしまうと大出血を起こす（大動脈破裂）

起こりうる症状・徴候

- 突然の胸痛・背部痛（発症時の激しい痛み）
- 腹痛や腰痛（解離が起きた部位による。上肢の血管で起こった解離が末梢方向に広がることで腹部や腰部に痛みが起こることも）
- 頭痛，めまい（解離が起きた部位により様々な虚血症状がみられる）
- 血圧の左右差（大静脈弓で左右に分岐する血管のどちらかに解離や破裂が起こった場合（➡p.60））
- 出血性ショック（大動脈破裂による）
- 心タンポナーデ（心膜腔内出血；大動脈破裂による）

memo

　大動脈解離は，疑わないとわからない疾患です。大動脈のどこに裂け目ができるかによって現れる症状が異なるからです。

　もしかしてと疑って，胸部（造影）CT検査を行うことで鑑別されます。

3 生命の危機に結び付く 腹痛を見分ける

急激に起こった激しい症状＝緊急性の高いものと考えられます。
急に起こる激しい腹痛からすぐに思い浮かべるべきものは，「大動脈解離（腹腔動脈や上腸間膜動脈の閉塞・解離）」「腸閉塞（特に絞扼性腸閉塞）」「急性膵炎」の3つです。

危険な腹痛 1 ｜ 大動脈解離（腹腔動脈や上腸間膜動脈の閉塞・解離）

▶ 腹腔動脈や上腸間膜動脈に閉塞や解離が起こったり，腹部大動脈の周囲で大動脈解離が起こると，腸管への血液供給が途絶えます。

▶ 進行すると腸管が壊死してしまいます。

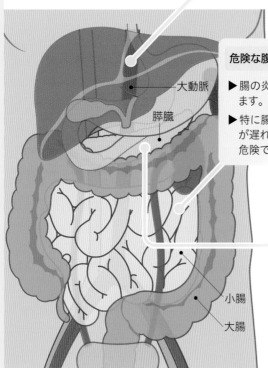

大動脈

膵臓

小腸

大腸

危険な腹痛 2 ｜ 腸閉塞（特に絞扼性腸閉塞）

▶ 腸の炎症や癒着によって腸管が閉塞することで起こります。

▶ 特に腸管の血行障害が起きる絞扼性腸閉塞は，対応が遅れると腸管の壊死や腸管穿孔に至るため，非常に危険です。

危険な腹痛 3 ｜ 急性膵炎

▶ 胆石やアルコールの影響などにより膵臓に炎症が起こり，膵液に含まれる消化酵素により膵臓が損傷します。

▶ 膵液が腹腔内に漏れ出し，ほかの臓器にも炎症が及ぶと非常に危険な状態です。

　腹痛に限らず，症状の立ち上がりが急なものはほとんどが血管障害です（VAPE➡p.120）。血流は途切れたり，また出血により容積を増したりすることであっという間に全身に影響が出ます。血流が途切れれば，その先の臓器は壊死してしまいますから，「あっ！」と思ったら早急な対応が必要なのです。婦人科系では，急激に激しい腹痛が起こる卵巣捻転や子宮外妊娠も血管障害です。

1│大動脈解離（腹腔動脈や上腸間膜動脈の閉塞・解離）

発症の機序

1 腹腔動脈や上腸間膜動脈，腹部大動脈などで大動脈解離（➡p.133）が起きる

2 腹腔動脈や上腸間膜動脈から腸管への血流が途絶える

3 進行すると腸管が壊死する

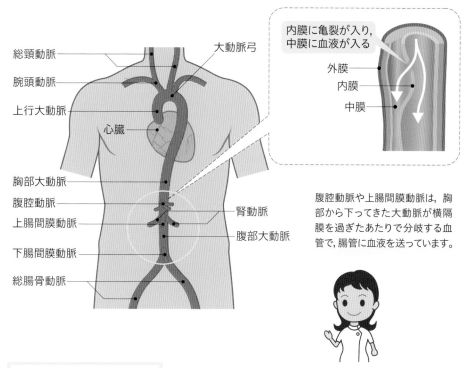

内膜に亀裂が入り，中膜に血液が入る

外膜
内膜
中膜

総頸動脈
腕頭動脈
上行大動脈
心臓
大動脈弓
胸部大動脈
腹腔動脈
上腸間膜動脈
下腸間膜動脈
総腸骨動脈
腎動脈
腹部大動脈

腹腔動脈や上腸間膜動脈は，胸部から下ってきた大動脈が横隔膜を過ぎたあたりで分岐する血管で，腸管に血液を送っています。

起こりうる症状・徴候

- 突然起こる激しい腹痛（解離により血管が裂かれる痛みだけでなく，腸管への血流が途絶えることによる痛み）
- 悪心・嘔吐（腸の内容物が詰まって排泄されないため）
- 血圧低下（大動脈が破裂した場合にはショック状態に陥ることもある）

memo

　腹腔動脈や上腸間膜動脈で閉塞や解離が起こることは非常に稀です。腹部大動脈で生じた解離や，胸部で生じた解離が大動脈に沿って移動する場合が多く，いわばほかで起きた大動脈解離の「巻き添え」になるかたちがほとんどです。これ自体も頻度は高くありませんが，気づかずに放置しておくとあっという間に腸管が壊死します。壊死した腸管は切断するしかありません。突然起こる血管障害は進行が速いため，起こる可能性は低くても常に頭に置いておくべきです。

2 | 腸閉塞（特に絞扼性腸閉塞）

発症の機序

1 腸の炎症や癒着によって腸管が閉塞し，腸の内容物の流れが止まる

2 腸の内容物，腸液やガスが肛門から排泄されないために腸が膨れることで，腹部膨満が生じる

3 腸がねじれるなどして腸の血流が断たれると（絞扼性腸閉塞），腸管壊死や腸管穿孔による腹膜炎を起こす

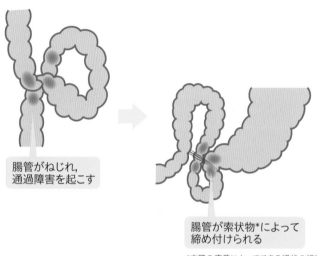

腸管がねじれ，通過障害を起こす

腸管が索状物*によって締め付けられる

*内臓の癒着によってできる紐状の組織

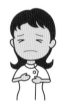

腸閉塞が起こるのは主に小腸ですが，大腸がんなどの悪性腫瘍によって大腸で起こることもあります。

起こりうる症状・徴候

- 突然起こる激しい腹痛（腸がねじれたり，締め付けられたりして，血流が途絶するため）
- 悪心・嘔吐（腸の内容物が詰まって排泄されないため）
- 血圧低下，意識障害（腸の血行不全によるショック状態）

 memo

　腸閉塞には，機械的（腸管の変形など，器質的な異常による）なものと機能的（腸の動きの異常による）なものがありますが，中でも機械的腸閉塞である絞扼性腸閉塞は腸管の血行不全を伴い，進行も急速なため早急な対応が必要です。

　繰り返し強調している通り，血管障害はすぐに全身に影響が及びます。絞扼性腸閉塞は前述した大動脈解離と同様，突然の激しい腹痛から真っ先に頭に思い浮かべるべき疾患です。

③ 急性膵炎

発症の機序

1 胆石やアルコールなどの影響により膵臓に炎症が起こる
2 膵液に含まれる消化酵素により膵臓が損傷する
3 膵液が腹腔内に漏れ出し，ほかの臓器にも炎症が及ぶ

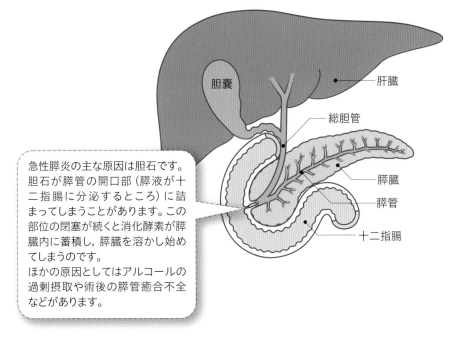

胆囊
肝臓
総胆管
膵臓
膵管
十二指腸

急性膵炎の主な原因は胆石です。胆石が膵管の開口部（膵液が十二指腸に分泌するところ）に詰まってしまうことがあります。この部位の閉塞が続くと消化酵素が膵臓内に蓄積し，膵臓を溶かし始めてしまうのです。
ほかの原因としてはアルコールの過剰摂取や術後の膵管癒合不全などがあります。

起こりうる症状・徴候

- 激しい腹痛（膵液に含まれる消化酵素が膵臓を溶かしてしまうため，激烈な痛みが起こる）
- 発熱（膵臓の炎症による）
- 背部の痛み（腹部の痛みが背部に広がるため）
- 悪心・嘔吐（腹膜炎が起きたり腸の動きが弱くなったりすることによる）

膵液は肉を溶かす強力な消化酵素を含んでいます。その膵液が腹腔内に漏れ出したら…自らの内臓を溶かしてしまうのです！

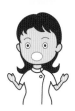

memo

　腹痛が起こる疾患として思い浮かぶものは，ほかにもたくさんあります。虫垂炎，腹膜炎，胃腸炎，消化管穿孔，結石，腎盂腎炎などは，すぐに生命に直結するのではなく，ある程度の時間が稼げる疾患です。また，例えば消化管穿孔などは，もともと血管障害があったとか，胃潰瘍が重症化して穴が開くなど，もともとある症状が悪化してくることが多いので，突然起こることはあまりありません。

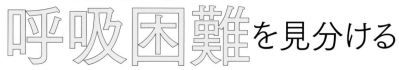

4 生命の危機に結び付く

呼吸困難を見分ける

急激に起こった激しい症状＝緊急性の高いものと考えられます。
急に起こる激しい呼吸困難の訴えや「息ができない」などの訴えからすぐに思い浮かべるべきものは，「緊張性気胸」「肺梗塞」「心筋梗塞」「窒息」の4つです。

危険な呼吸困難 1 緊張性気胸

▶ 肺を包む臓側胸膜に穴が開き，壁側胸膜との間に空気が溜まるのが気胸です。

▶ 緊張性気胸では，空気の漏れが一方向になるためあっという間に進行し，肺が圧迫されます。

▶ 溜まった空気を抜くなど必要な処置をしなければ，胸腔が膨らみ心臓が圧迫され，ショック状態に陥ります。

危険な呼吸困難 2 肺梗塞

▶ 肺動脈が血栓により閉塞し血流が途絶えた状態が続くと肺が壊死します。広範囲の肺動脈がふさがれてしまうと，突然死に至ることもあります。

危険な呼吸困難 3 心筋梗塞

▶ 心臓の筋肉に血液を送っている血管が狭くなったり，血栓ができて詰まりかけたりすると，心筋への血液の供給が減少します（狭心症）。

▶ 狭心症が進んだ状態が心筋梗塞で，血栓が冠動脈を完全にふさぐと心筋は酸素不足に陥り，壊死します。

危険な呼吸困難 4 窒息

▶ 食物や分泌物によって，空気の通り道である気管がふさがれてしまった状態です。

▶ 酸素が取り込めなくなれば，脳を含む全身への酸素供給が滞り，生命に関わります。

　呼吸困難の原因として考えられるのは呼吸器系だけではありません。
　「息苦しい」＝身体に必要な酸素が行き渡っていないということなので，その原因が酸素を取り込む呼吸器系にあるか，酸素を身体の隅々にまで届ける循環器系にあるか，あるいは酸素を運ぶ血液が少ない貧血ということもありえます。この中から「急激に激しい症状で発症し，対応が遅れると生命に関わるもの」としては，上記の4つが挙げられます。

1│緊張性気胸

発症の機序

1 臓側胸膜に穴が開き，壁側胸膜との間に空気が溜まる

2 穴が弁のように作用し，2枚の胸膜の間から空気が抜けない状態になり，肺が押しつぶされる

3 さらに進行すると胸腔が膨らみ心臓が圧迫され，血圧低下，ショック状態に陥る

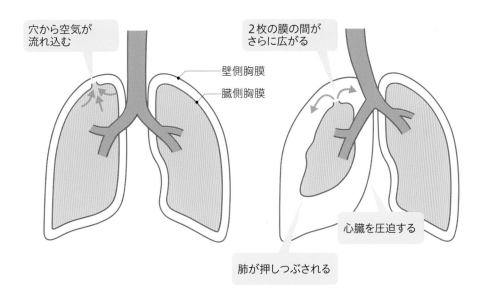

穴から空気が流れ込む

2枚の膜の間がさらに広がる

壁側胸膜

臓側胸膜

心臓を圧迫する

肺が押しつぶされる

起こりうる症状・徴候

- 突然起こる激しい呼吸困難（息を吸っても肺に空気が取り込めなくなるため）
- 呼吸数の増加（呼吸困難が急激に悪化するため）
- 突然起こる激しい胸痛

memo

　気胸とは肺に穴が開くことで空気が漏れ，空気が胸腔内に溜まる疾患です。

　ゆっくりと進行する軽度の気胸は症状も軽く自然に治ることもありますが，あっという間に呼吸不全が進む緊張性気胸は対応が遅れるとショックを引き起こし，生命に関わる疾患です。

2│肺梗塞

発症の機序

1 心臓から肺へ血液を運ぶ血管である肺動脈が血栓によって閉塞する（肺塞栓症）
2 閉塞した状態が続き，血流が途絶える
3 肺が壊死する

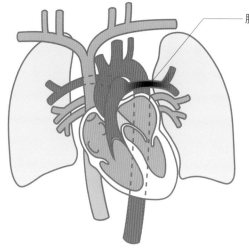

肺血栓

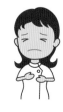

術後などに足の静脈に血栓（深部静脈血栓）ができ，肺の血管に詰まってしまうことで肺梗塞が起きることがあります。突然の呼吸困難や胸痛などの症状があり，足の静脈で血液がうっ滞している徴候（ホーマンズ徴候）が見られたら，肺梗塞の可能性を瞬時に思い浮かべる必要があります。

起こりうる症状・徴候

- 激しい胸痛（血液循環が途絶えるため）
- 呼吸困難（酸素の供給が不足するため）
- 血痰（血管が破綻した場合）
- 呼吸数増加（酸素の供給を高めようとするため）
- 呼吸音は正常（あるいはその直前と変わりがない）
- 冷汗（交感神経系が過緊張になるため）

memo

　肺梗塞は「生命の危機に結び付く胸痛を見分ける」（➡p.130）でも取り上げた通り，激しい胸痛と呼吸困難を伴う疾患です。胸痛と呼吸困難を伴う疾患はほかにもありますが，肺梗塞の特徴は「呼吸音が正常であること，あるいはそれまでと変わらないこと」です。また，肺梗塞では呼吸に伴い胸郭がよく動きます。これは息苦しいために胸郭を大きく動かしているためであり，「胸郭の動きが良いから呼吸がきちんとできている」ということではありません。

　私たちは「異常」にばかり注目しがちですが，「正常である」ことが緊急度を見きわめる際の大きなヒントになることもあるのです。

③ | 心筋梗塞

発症の機序

1 動脈硬化によって血液の通り道が細くなったり，血栓ができて詰まりかけたりする（狭心症）。心筋への血液の供給が低下する
2 冠動脈が完全に閉塞すると心筋の働きがさらに低下し，心筋が酸素不足となる
3 心筋が壊死する

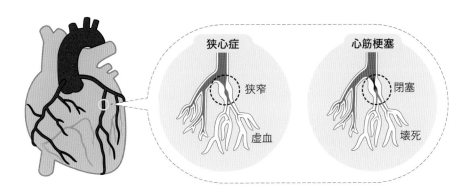

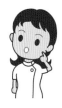
狭心症は可逆性（元に戻る）ですが，心筋梗塞は不可逆性（元に戻らない）です。

起こりうる症状・徴候

- 激しい胸痛（心筋への酸素の供給が低下するため）
- 頻脈（心臓の1回拍出量の低下を代償しようとするため）
- 蒼白（心拍出量の低下を末梢血管抵抗を高めることで代償しようとするため）
- 呼吸困難（酸素の供給が不足するため）
- 呼吸数増加（酸素の供給を高めようとするため）
- 冷汗（交感神経系が過緊張になるため）

 memo

　心筋梗塞では心臓の出力（心拍出量）が落ちるため，それに対する身体の対処が症状として現れます。心拍出量が落ちれば血圧が下がります。身体は血圧を維持しようと心拍数を増やします（頻脈）。心拍数の増加で心拍出量がカバーできなくなれば，手先や足先の血管を締め付け，その分の血流を身体の中心部に絞り集めようとします。これが顔面や手足の先の白っぽさや，冷たさとして観察されます（四肢の蒼白や冷感）。
　心筋梗塞は心電図によって明確になりますが，その徴候は脈拍や血圧など私たちが日頃バイタルサインとして観察しているところにかなり反映されているのです。

4 | 窒息

1 食物や分泌物が気管に入り込み（誤嚥），気管をふさいでしまう
2 身体に必要な空気が取り込めなくなり，全身に影響が及ぶ

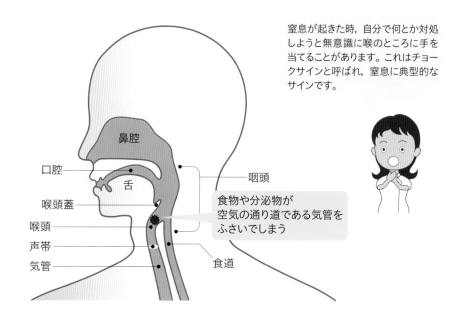

窒息が起きた時，自分で何とか対処しようと無意識に喉のところに手を当てることがあります。これはチョークサインと呼ばれ，窒息に典型的なサインです。

鼻腔

口腔

咽頭

舌

喉頭蓋

食物や分泌物が
空気の通り道である気管を
ふさいでしまう

喉頭

声帯

気管

食道

起こりうる症状・徴候

- 突然起こる，激しい呼吸困難（急激に酸素の供給が断たれるため）
- 咳（気管に詰まったものを吐き出そうとすることによる。完全に気管にものが詰まると咳も出せなくなる）
- 意識障害（脳に酸素がいかない状態が続くことによる）
- 血圧低下（酸素の供給が途絶えるため）

memo

　急に呼吸ができなくなったら原因として考えられるのは，気胸か窒息です。
　窒息はほとんどが誤嚥によるものです。気管にものが入って「ケホケホ」と咳込むのが誤嚥で，気管に入ったものが空気の通り道を完全にふさいでしまったら窒息です。

索引